# 16 STUNDEN BODY

Mit Intervallfasten abnehmen, Hormone regulieren, Immunsystem stärken und sich wohlfühlen.

von Julia Morant

Die Ratschläge in diesem Buch sind vom Autor und vom Verlag sorgfältig erwogen und geprüft worden. Sie bieten jedoch keinen Ersatz für kompetenten medizinischen Rat. Alle Angaben in diesem Buch erfolgen daher ohne jegliche Gewährleistung oder Garantie seitens des Verlages oder des Autors. Eine Haftung des Autors bzw. des Verlages für Personen-, Sach- und Vermögensschäden ist ebenfalls ausgeschlossen.



Cover Design by Emily Karen

# INHALT

# 1 WARUM FASTEN?

Ist es möglich durch eine simple Änderung des Essrhythmus die Konzentration zu steigern, gesünder zu sein und abzunehmen? Und wie stark beeinflusst unser Essrhythmus den Stoffwechsel, Alterungsprozess und unsere Trainingsergebnisse?

Indem wir 16 Stunden am Tag nichts essen, erholt sich unser Körper und regeneriert. Er kann sich auf die Tiefenreinigung konzentrieren, körpereigene Zellen reparieren und Hormone ins Gleichgewicht bringen.

Es gibt nichts Besseres, was wir für unseren Körper tun können, als regelmäßig zu fasten.

Fasten ist nichts Neues. Generationen vor uns haben schon immer gefastet: Ob während der typischen Fastenphase in der Nacht, über längere Zeiträume, weil die Nahrung knapp war oder aus religiösen Gründen. Unser Körper ist so geschaffen, dass er Phasen benötigt, in denen nichts gegessen wird.

Nie war es leichter an Nahrung zu kommen, als heutzutage in einem westlichen und entwickelten Land. Allein aus der Tatsache heraus, dass Nahrung nicht jederzeit verfügbar war, haben unsere Vorfahren unbewusst und unfreiwillig in Intervallen gefastet.

Wir sind das Ergebnis von Jahrtausenden des Fastens und der Essensknappheit. Unser Körper reagiert auf Intervallfasten positiv, weil es für uns natürlich und erforderlich ist. Fasten meint, sich für einen Zeitraum bewusst von Nahrung zu enthalten.

Viele scheinen durchgehend zu essen. Sie sind selten hungrig und häufig unzufrieden mit ihrem Gewicht, ihrem Körper und ihrer Gesundheit. Intervallfasten hilft, uns in unseren natürlichen Zustand zurückzukehren. Es erleichtert nicht nur das Abnehmen, sondern verbessert auch die langfristige Gesundheit und unser Wohlbefinden.

Wir können uns ernährungsphysiologisch nur in einem der folgenden Zustände befinden: Essensphase oder Fastenphase.
Das bedeutet, dass wir entweder etwas essen und Kalorien aufnehmen, oder wir nicht essen und gespeicherte Kalorien als Energie nutzen. Energie wird dabei in Form von Glykogen und Fett gespeichert.

Unser Körper ist dafür geschaffen, Nahrung aufzunehmen, wenn diese vorhanden ist und die gespeicherte Energie zu nutzen, wenn keine Nahrung vorhanden ist.
Er ist dafür geschaffen, sich in einem konstanten Wechsel zwischen der Essens- und Fastenphase zu befinden, und Fett zu speichern und wieder abzubauen.

Erst durch die permanente Verfügbarkeit von Essen ist die Fastenphase verloren gegangen.
Das Problem ist, dass wir uns heute üblicherweise 18 Stunden in der Phase befinden, in der wir Energie aufnehmen und speichern. Wir sind permanent in der Essensphase und geben unserem Körper keine Chance, etwas von den Reserven zu nutzen.

Die wechselnde Essens- und Fastenphase ist durch eine fast dauerhafte Essensphase ersetzt worden.

Die Fastenphase ist die einfachste und natürlichste Form seine in Fett gespeicherte Energie loszuwerden.

Seit Anbeginn der Menschheit existiert diese natürliche Essens- und Fastenphase.

Unser Körper ist auf beide Phasen angewiesen und benötigt sie für verschiedene Körperfunktionen.

# 2 WAS IST INTERVALLFASTEN UND WIE FUNKTIONIERT ES?

Intervallfasten meint eine ständig wiederkehrende Fastenphase, die kurz oder lang sein kann. Eine kurze Fastenphase liegt unter 24 Stunden. Eine lange Fastenphase ist meist länger als 3 Tage.

Es gibt zwei Basisvarianten des Intervallfastens, die wiederum zahlreiche Variationen ermöglichen.

Das Intervallfasten könnte beispielsweise so ablaufen, dass man an einem Tag pro Woche fastet, also nichts isst. Manche Menschen legen auch zwei Fastentage pro Woche ein, fasten also zum Beispiel jeden Montag und jeden Donnerstag. Andere wiederum essen und fasten im 24-stündigen Wechsel.

Das Intervallfasten kann aber auch täglich durchgeführt werden, indem man jeden Tag 16, 18 oder 20 Stunden fastet.

Diese Variante ist leichter und praktischer, weil keinen ganzen Tag auf feste Nahrung verzichtet wird. Alle Mahlzeiten werden dann innerhalb von zum Beispiel 4, 6 oder 8 Stunden zu sich genommen. Den Rest der Zeit werden weder kalorienhaltige Getränke noch Speisen verzehrt.

Während Essensphase wird nicht permanent gegessen, sondern es werden zwei bis drei Mahlzeiten zu sich genommen.

Will man also während 8 Stunden essen und 16 Stunden fasten, so wäre eine Möglichkeit zwischen 11 und 19 Uhr alle seine Mahlzeiten zu planen und zwischen 19 und 11 Uhr nichts zu essen.

Fastenkrisen, wie sie aus dem Heilfasten bekannt sind (vollständiger Verzicht auf kalorienhaltige Nahrung für mindestens 5 Tage und bis zu mehreren Wochen), treten beim Intervallfasten nicht auf.

Das liegt daran, dass der Organismus die Art der Energiegewinnung nicht auf Ketonkörper umstellt, solange regelmäßig Nahrung eintrifft.

Der Körper nutzt daher weiterhin seine Glykogenvorräte (gespeicherte Kohlenhydrate) zur Energiegewinnung. Sind diese zum großen Teil aufgebraucht, wird Fett als Energiequelle genutzt. Die Fettverbrennung verläuft dadurch gemächlich, aber nachhaltig und gesund.

Bei langem Heilfasten hingegen stellt der Körper nach einigen Tagen die Art der Energiegewinnung komplett um. Wenn Glucose aus der Nahrung nicht mehr eintrifft, können keine Glykogenvorräte mehr angelegt werden. Der Körper beginnt Fette und überschüssige Aminosäuren als dauerhafte Energiequelle zu nutzen.

Bei diesen Abbauprozessen kommt es zu einer intensiven Freisetzung von Stoffwechselprodukten, wie Ketonkörpern und Purinen. Gleichzeitig lösen sich eingelagerte Schlacken und Gifte.

Alle diese Stoffe gelangen beim Heilfasten vermehrt ins Blut und müssen nun teils von der Leber weiter zerlegt und von den Nieren ausgeschieden werden. Dies stellt eine immense Belastung für den Körper dar, die sich als sogenannte Fastenkrise mit allerlei unangenehmen Symptomen bemerkbar machen kann.

Alle Arten des Fastens haben ihre Vor- und Nachteile und werden für unterschiedliche Zwecke eingesetzt.

Im weiteren Verlauf des Buchs wollen wir vor allem auf das kurzzeitige Intervallfasten eingehen, wobei eine Fastenzeit bei 16 Stunden liegt und nicht vollständig auf Flüssigkeiten verzichtet wird.

Das 16-Stunden-Intervallfasten liefert uns viele verschiedene Vorteile des Fastens und das ohne die Nachteile einer Fastenkrise oder anderen negativen Erscheinungen.

Es hilft beim Abnehmen, senkt den Insulin- und Blutzuckerspiegel, den Blutdruck und hat einen positiven Einfluss auf unsere Hormone.

Diese Art des Fastens sorgt für mehr Energie, verbessert unsere Trainingsergebnisse und wirkt sich positiv auf viele Körperfunktionen aus.

Das 16-Stunden-Intervallfasten ist am einfachsten, dauerhaft in den Alltag integrierbar und bietet die wertvollen Eigenschaften des Fastens. Es ist das Beste aus zwei Welten.

Intervallfasten ist keine kurzfristige Diät. Es ist eine Umstellung des Essrhythmus.

Es ist eine bewusste Entscheidung, einen Teil des Tages nichts zu essen. Alle Mahlzeiten und Kalorien werden dadurch in dem zweiten Teil des Tages in einem bestimmten Zeitfenster aufgenommen.

## Warum Intervallfasten?

Ganz einfach, weil es funktioniert. Wir wissen, dass Kalorien nicht gleich Kalorien sind und dass eine Kalorienreduktion eine große Rolle bei der Gewichtsreduktion spielt.

Wenn wir jeden Tag 16 Stunden fasten, beschränken wir automatisch unsere Kalorienzufuhr, die wir über die Woche aufnehmen. Weil wir in den einzelnen Mahlzeiten gar nicht so viel essen können. Unser Körper hat dann die Chance, wieder in Balance zu kommen.

Intervallfasten ist keine Diät, sondern ein Essrhythmus. Es geht darum, unsere Mahlzeiten so zu organisieren, dass wir das Beste für uns herausholen. Intervallfasten ändert nichts an dem, was wir essen, sondern wann und wie häufig wir essen.

Es vereinfacht unseren Alltag, indem wir nicht alle paar Stunden etwas essen müssen. Wir sparen Zeit bei der Vorbereitung und häufig auch Geld, weil sich die Anzahl der Mahlzeiten reduziert.

Intervallfasten wird häufig genutzt, um abzunehmen. Es ist tatsächlich eines der einfachsten Möglichkeiten, um Gewicht zu verlieren und ein gesundes Körpergewicht zu erhalten.

Es ist so einfach, dass jeder es tun kann, und wertvoll genug, dass es einen wirklichen Unterschied in unserem Leben ausmachen kann.

Intervallfasten verbessert die Insulinempfindlichkeit unserer Zellen und erhöht Wachstumshormone. Beides sind Schlüssel, um nachhaltig abzunehmen und Muskulatur aufzubauen. Umso höher unsere Muskelmasse ist, desto höher ist unser Stoffwechsel. Dies erhöht die Fettverbrennung und verbessert die Verwertung der Lebensmittel.

Intervallfasten bringt unzählige Vorteile mit sich. In den nächsten Kapiteln werden wir die positiven Auswirkungen des Fastens genauer betrachten. Wir werden uns anschauen, wie sich Fasten auf unser Gewicht, Hirnleistung, Alterungsprozess, Herzkreislaufsystem und auf Diabetes-Typ-2 auswirkt. Und das alles ohne Medikamente oder zusätzliche Kosten.

# 3 FASTEN MYTHEN

Wenn es um das Thema Fasten geht, gibt es viele Mythen und falsche Glaubensmuster. Oft sorgen sie für Verwirrung, Entmutigung und Angst. Dazu gehören: "Fasten schadet der Gesundheit.", "Fasten verlangsamt den Stoffwechsel." und "Durch Fasten werden Muskeln abgebaut".

Mythen werden häufig so oft wiederholt, bis sie als unfehlbare Wahrheiten angenommen werden. Obwohl viele Mythen längst widerlegt sind, bleiben sie in unseren Köpfen häufig bestehen. In diesem Kapitel sind die häufigsten Mythen und Fehler zum Thema Fasten aufgeführt.

## Mythos 1: Fasten schadet der Gesundheit

Viele Menschen glauben fälschlicherweise, dass Fasten der Gesundheit schadet. Es ist jedoch genau das Gegenteil der Fall. Fasten bringt viele gesundheitliche Vorteile mit sich. Es schützt vor verschiedenen Krankheiten, beeinflusst die Gesundheit des Gerhirns positiv und verbessert das Wohlbefinden.

Es reduziert das Risiko für Herzerkrankungen, wirkt entzündungshemmend und verbessert die Insulinsensitivität. In den späteren Kapiteln werden wir diese Themen genauer durchleuchten.

### Mythos 2: Heißhunger und Überssen

Eine weitere Behauptung über Fasten ist, dass es nach einer Fastenphase zu einem "Überessen" verleitet. Dies ist teilweise richtig. Viele Menschen neigen dazu, nach dem Fasten instinktiv ein bisschen mehr zu essen, um die verlorenen Kalorien während des Fastens zu kompensieren.

Diese zusätzliche Kalorienmenge ist jedoch viel geringer als die Verbrauchte. Das heißt, dass anfangs zwar etwas mehr gegessen wird, in Summe aber weniger Kalorien verzehrt werden. Dies hilft, Gewicht zu verlieren, statt Gewicht zuzunehmen. Interessant ist auch, dass bei wiederholtem Fasten der Appetit abnimmt.

### Mythos 3: Der Stoffwechsel verlangsamt sich

Dies trifft nur auf das Langzeitfasten zu. Also, wenn wir mehr als eine Woche nichts essen. Wenn wir lange fasten, sinkt zunächst die metabolische Rate. Dies ist ein Überlebensmechanismus des Körpers, um das Überleben zu verlängern. Beim 16-Stunden-Intervallfasten verlangsamt sich der Stoffwechsel nicht, sondern erhöht sich.

### Mythos 4: Die Muskeln schmelzen weg

Häufig wird geglaubt, dass wenn wir nichts essen, unser Körper sofort damit beginnt, unsere Muskeln abzubauen, um diese als Energiequelle zu nutzen. Dies ist so nicht wahr.

Unser Körper ist geschaffen, um mehrere Perioden des Fastens zu überleben. Wir speichern die Energie aus der

Nahrung als Körperfett und verwenden sie dann als Kraftstoff, wenn keine Nahrung vorhanden ist.

Muskeln hingegen bleiben so lange erhalten, bis der Körperfettanteil so niedrig ist, dass der Körper keine andere Wahl hat, als sich an den Muskeln zu bedienen.

Unsere Muskeln sind funktionelles Gewebe und übernehmen viele Aufgaben. Sie sind in erster Linie nicht dazu bestimmt, als Energiequelle genutzt zu werden. Die Energie wird in Form von Glykogen in der Leber und als Fett gespeichert. Wenn unser Körper erst Muskeln als Energiequelle nutzen würde, wäre es so, als würden wir im Winter unsere Möbel verbrennen, obwohl unser Garten voller Brennholz ist.

Unser Körper bevorzugt also Fett vor Muskeln und würde Muskeln nur im Notfall reduzieren. Beim 16-Stunden-Fasten bleiben die Muskeln erhalten. Unser Körper nutzt die Energie während der Fastenphase aus Glykogen und dem gespeicherten Fett.

## Mythos 5: Müdigkeit und Zittrigkeit

Einige Leute haben Angst, dass der Blutzuckerspiegel während des Fastens sehr stark sinkt und sie dadurch hungrig, zittrig und unkonzentriert sind. Diese Sorge ist unberechtigt.

Der Blutzuckerspiegel wird vom Körper ständig überwacht und kontrolliert. Es gibt mehrere Mechanismen, die dafür sorgen, dass dieser im normalen Bereich bleibt.

Gesunde Menschen bekommen normalerweise keine Unterzuckerungen, da der Körper rechtzeitig zur Gegenregulation Hormone ausschüttet, die den Blutzucker erhöhen. Wahrscheinlicher ist die Unterzuckerungen bei Typ-1-Diabetikern und Typ-2-Diabetikern, die Insulin spritzen oder Tabletten einnehmen, welche die Insulinproduktion anregen.

Bei gesunden Menschen beginnt der Körper während des Fastens Glykogen abzubauen, um Glucose bereitzustellen. Dies geschieht auch nachts während des Schlafs, um den Blutzuckerspiegel konstant zu halten.

Fasten wir weniger als 24 Stunden, wird unser Blutzuckerspiegel durch Regelmechanismen in Balance gehalten. Wenn wir länger als 24-36 Stunden fasten, erschöpfen die Glykogenspeicher.

Die Leber kann dann neue Glucose in einem Prozess der Gluconeogenese erstellen. Dies geschieht entweder mit Hilfe von Laktat, Glycerin (ein Produkt vom Fettabbau) oder Aminosäuren.

Das heißt, wir müssen nicht zwangsläufig Glucose aufnehmen, um unsere Blutzuckerwerte normal zu halten.

### Mythos 6: Die Konzentration sinkt

Unser Gehirn nutzt Glucose als wichtige Energiequelle. Viele haben Angst, dass durch Fasten die Blutzuckerwerte so stark sinken, dass sie müde und unkonzentriert werden.

Auf das 16-Stunden-Intervallfasten trifft dies nicht zu. Im Gegenteil steigert das Fasten die Energie und Konzentrationsfähigkeit.

Nur beim Langzeitfasten könnte dies ein berechtigter Punkt sein. Jedoch können unsere Gehirnzellen neben Glucose noch weitere Energiequellen nutzen. Auch Ketonkörper dienen unserem Gehirn als Brennstoffquelle. Ketonkörper sind Partikel, die bei der Verstoffwechslung von Fett produziert werden. Auf diese Weise kann unser Gehirn auch funktionieren, wenn Lebensmittel nicht mehr verfügbar sind.

Wenn Glucose nicht mehr verfügbar ist, beginnt unser Körper Fett zu verbrennen und Ketonkörper zu erzeugen. Diese sind in der Lage, die Blut-Hirn-Schranke zu durchqueren, um die Gehirnzellen zu nähren. Nach einer Umstellungsphase kann unser Gehirn seinen Energiebedarf zu einem sehr großen Teil aus Ketonkörpern decken. Es benötigt nur noch sehr wenig Glucose.

Diese notwendige Glucose gewinnt der Körper dann aus dem gespeicherten Körperfett und der Gluconeogenese. Das heißt, dass selbst während einer längeren Fastenzeit dem Gehirn genug Energie zur Verfügung steht.

## Mythos 7: Es fehlen wichtige Nährstoffe

Es gibt 2 Haupttypen von Nährstoffen, die Mikronährstoffe und Makronährstoffe. Die Mikronährstoffe sind Vitamine und Mineralien, die dem Körper aus der Nahrung bereitgestellt werden und für die allgemeine Gesundheit benötigt werden. Die Makronährstoffe sind Proteine, Fette und Kohlenhydrate.

Ein Mikronährstoffmangel ist in entwickelten Ländern sehr selten. Gründe für einen Mangel sind oft der Verzehr von ungesunden und nährstoffarmen Lebensmitteln.

Vor allem bei kürzeren Fastenperioden (weniger als 24 Stunden) hat der Körper in der Essensphase ausreichend Zeit, nährstoffreiche Lebensmittel zu absorbieren und den Körper mit notwendigen Nährstoffen zu versorgen.

Unser Körper verfügt auch über Mechanismen, um die Elektrolyte während dieser Fastenphase stabil zu halten. Normalerweise werden einige Mineralien über den Stuhl und Urin ausgeschieden. Während des Fastens wird dieser Verlust minimiert.

Bei längeren Fastenperioden sind Lebensmittel, wie Kokoswasser sehr hilfreich, um ein Mineralien- und Vitaminmangel zu verhindern.

# 4 WAS PASSIERT, WENN WIR ESSEN?

Wenn wir essen, finden im Körper verschiedene hormonelle Veränderungen statt. Auch das Hormon Insulin übernimmt dabei wichtige Funktionen. Es hilft, einen Teil der Nahrungsenergie sofort zu nutzen und den anderen Teil für die spätere Verwendung zu speichern.

Sowohl Kohlenhydrate als auch Proteine stimulieren während der Mahlzeiten die Insulinausschüttung. Fette haben einen sehr geringen Einfluss auf Insulin.

Verzehrte Kohlenhydrate, werden in Glucose umgewandelt, was den Blutzuckerspiegel erhöht. Insulin ermöglicht es der Glucose, in die Zellen des Körpers zu dringen und als Energie verwendet zu werden.

Aufgenommene Proteine, werden zunächst in Aminosäuren zerlegt und dann absorbiert.

Proteine haben einen geringen Einfluss auf den Blutzuckerspiegel. Die Auswirkung von Proteinen kann jedoch sehr unterschiedlich sein. Einige Proteine können den Insulinspiegel so stark wie kohlenhydratreiche Lebensmittel ansteigen lassen.

Insulin hilft, überschüssige Energie aus der Nahrung zu speichern. Diese kann entweder in Form von Glykogen oder Fett gespeichert werden.

Bei der Speicherung in Form von Glykogen werden Glucosemoleküle in lange Ketten verknüpft und in der Leber und Muskulatur gespeichert. Die Speicherung in Form von Glykogen ist begrenzt. Sobald diese Grenze erreicht ist, beginnt der Körper Glucose in Fett umzuwandeln.

Dieses neu gebildete Fett kann in der Leber oder in Form von Fettablagerungen im Körper gespeichert werden. Es gibt keine Begrenzung für die Menge an Fett, die erstellt und gespeichert werden kann.

Wenn wir essen, wird die aufgenommene Energie entweder sofort verwertet oder für spätere Verwendung gespeichert.

# 5 WAS PASSIERT, WENN WIR FASTEN?

Wenn wir fasten, beginnt unser Körper die gespeicherte Energie in umgekehrter Richtung zu verwerten.

Der Insulinspiegel sinkt, wodurch unserem Körper signalisiert wird, das gespeicherte Energie genutzt werden soll.

Das Glykogen (die in der Leber gespeicherte Glucose) ist die am leichtesten zugängliche Energiequelle.

Die Leber speichert genug Energie, um unseren Körper etwa 24 bis 36 Stunden mit Energie zu versorgen. Danach beginnt unser Körper, das gespeicherte Körperfett als Energiequelle zu nutzen.

Unser Körper schwankt nur zwischen zwei Zuständen - dem Zustand der Energiespeicherung (hoher Insulinspiegel) und dem Zustand der Energieverwertung (niedriger Insulinspiegel). Entweder speichern wir die Energie aus der Nahrung oder wir verbrennen sie.

Durch ständiges Essen verbringt unser Körper die Mehrheit des Tages damit, Nahrungsenergie zu speichern. Dies führt oft dazu, dass wir mit der Zeit an Gewicht zunehmen.

Je nach Dauer der Fastenphase durchläuft unser Körper verschiedene Phasen:

**Beim Essen:** Während die verzehrten Lebensmittel absorbiert werden, steigt der Blutzuckerspiegel an. Als Reaktion darauf steigt der Insulinspiegel, um die Glucose für die Energieverwertung in die Zellen zu bewegen. Überschüssige Glucose wird in Form von Glykogen in der Leber gespeichert oder in Fett umgewandelt.

**Phase nach Absorption der Lebensmittel:** In dieser Phase beginnen der Blutzucker- und Insulinspiegel zu fallen. Um dem Körper Energie bereitzustellen, beginnt die Leber das Glykogen zu spalten, um Glucose freizusetzen. Die Glykogenspeicher stehen für etwa 24 Stunden zur Verfügung.

**Gluconeogenese (24 Stunden bis 2 Tage nach Beginn des Fastens):** In dieser Phase sind die Glykogenspeicher aufgebraucht. Die Leber produziert aus überschüssigen Aminosäuren neue Glucose, was auch als Gluconeogenese bekannt ist.

**Ketose (2 bis 3 Tage nach Beginn des Fastens):** Niedrige Insulinwerte stimulieren die Lipolyse, den Abbau von Fett für Energie. Triglyceride (die Form von Fett, die für die Speicherung verwendet wird) werden in Glycerin und drei Fettsäure-Ketten gespalten. Glycerin wird für die Gluconeogenese verwendet, sodass die früher verwendeten Aminosäuren für die Proteinsynthese reserviert werden können. Die Fettsäuren werden von den meisten Geweben des Körpers als Energie genutzt. Der Körper nutzt die Fettsäuren, um Ketonkörper zu produzieren. Diese sind in der Lage, die Blut-Hirn-Schranke zu überqueren und können vom Gehirn als Energiequelle genutzt werden.

Die Protein-Konservierungsphase (5 Tage nach Beginn des Fastens): Die Energie für den Grundstoffwechsel wird fast vollständig von Fettsäuren und Ketone bereitgestellt. Der Blutzuckerspiegel wird durch die Gluconeogenese aufrechterhalten. Der Adrenalinspiegel ist erhöht, um die Stoffwechselsenkung zu verhindern. Ein hohes Niveau an Wachstumshormonen sorgt dafür, dass die Muskelmasse aufrechterhalten bleibt.

Im Wesentlichen werden hier die Phasen von der Glucoseverbrennung zur Fettverbrennung beschrieben.

Fett ist die gespeicherte Nahrungsenergie im Körper. In Zeiten niedriger Nahrungsmittelverfügbarkeit wird auf die gespeicherte Energie zurückgegriffen. Unser Körper verbrennt keine Muskeln, bis die meisten Fettspeicher aufgebraucht sind.

Dieser Mechanismus ist völlig natürlich und normal. Perioden der Nahrungsmittelknappheit waren schon immer ein natürlicher Teil der menschlichen Geschichte.

Unser Körper verfügt über Mechanismen, um sich verschiedenen Situationen entsprechend anzupassen. Es wird lediglich die Energiequelle, von direkter Nahrung auf Fettreserven, umgestellt.

# 6 VORTEILE VOM FASTEN

Intervallfasten ist nichts Neues. Generationen vor uns haben schon immer gefastet. Ob während der typischen Fastenphase in der Nacht, über längere Zeiträume, weil die Nahrung knapp war oder aus religiösen Gründen.

Neu sind die klinischen Forschungen und Studien über die Vorteile vom Fasten und ihre Auswirkung auf die Gesundheit, das Wohlbefinden und den Alterungsprozess.

Wenn wir richtig und regelmäßig fasten, können wir unser Gewicht reduzieren und dauerhaft kontrollieren. Die Muskelmasse bleibt erhalten, die Blutwerte verbessern sich, Entzündungswerte sinken und ein erhöhter Blutdruck wird gesenkt. Die Veränderung des Essrhythmus hilft auch, das Risiko für Krankheiten, wie Herzinfarkt, Krebs und Alzheimer zu senken, Hormone besser zu kontrollieren, klarer zu denken und das Hautbild zu verbessern.

Dies könnte sich wie eine Werbemasche mit plakativen Heilsversprechen anhören. Doch gibt es unzählige Studien, die genau dies belegen.

Mit diesen vielen Vorteilen stellt sich wahrscheinlich die Frage: "Warum macht das nicht jeder?".

In den meisten Fällen fastet jeder täglich etwa 8 bis 12 Stunden. Sofern wir nicht nachts aufwachen und im Mondlicht den Kühlschrank überfallen, profitieren wir wahrscheinlich bereits von einigen der Vorteile. Oft ist uns diese Fastenphase einfach nicht bewusst.

Durch ein bewusstes längeres Fasten können wir mehr von den einzelnen Vorteilen profitieren.

# 7 INTERVALLFASTEN UND UNSERE ZELLEN

Wenn wir mehrere Stunden nichts essen, verändern sich verschiedene Körperfunktionen. Unser Körper geht in den Reparaturmodus über und beginnt körpereigene Zellen zu reparieren und angesammelte Abfallstoffe zu entfernen.

Ein typisches Beispiel ist dafür die Autophagie. Dabei werden nutzlose Ablagerungen und Giftstoffe, die sich in den Zellen aufgebaut haben, verdaut und entfernt. Beschädigte Zellkomponenten werden recycelt.

Fasten hat auch einen regenerierenden Effekt auf das Immunsystem, indem es "schlafende" Stammzellen aktiviert. Stammzellen sind Zellen, die in fast jeder anderen Zelle wachsen können.

Je nach Art der Stammzelle und ihrer Beeinflussung haben sie das Potenzial, sich inverschiedenen Gewebetypen zu entwickeln. Sie können also zum Bestandteil von Gehirn, Leber, Herzgewebe und anderen Organen werden und helfen, Körperzellen zu reparieren.

Wenn wir altern, wird unser Immunsystem tendenziell schwächer. Die weißen Blutkörperchen sinken, welche das Immunsystem stärken und den Körper vor Krankheitserregern und Infektionen schützen. Früher nahm man an, dass eine Stammzellenbehandlung das einzige Hilfsmittel wäre.

Neue Untersuchungen zeigen, dass regelmäßiges Fasten im Körper eine Art regenerativen Schalter umlegt: Wenn wir fasten, sinkt zunächst kurzfristig die Zahl der weißen Blutkörperchen.

Während der Hungerzeit versucht unser Körper Energie zu sparen. Dies tut er unter anderem, indem er ältere oder beschädigte Immunzellen abbaut.
Wenn wir dann wieder essen, steigt die Produktion der weißen Blutkörperchen sprunghaft an.

Dieses Phänomen kann darauf zurückgeführt werden, dass durch das Reduzieren der Immunzellen während des Fastens, die Stammzellen vermehrt dazu angeregt werden, neue Zellen zu bilden. Dies gibt dem Immunsystem frischen Schwung.
Durch die Bildung neuer, unbeschädigter Immunzellen kann das Fasten möglicherweise auch Patienten mit bislang als unheilbar geltenden Krankheiten helfen.

Es zeigt sich, dass längeres Fasten den Körper zwingt, auf gespeicherte Glucose, Fett und Ketone sowie auf einen signifikanten Anteil bestehender weißer Blutkörperchen zurückzugreifen.
Praktisch wirkt Fasten wie eine Art Entgiftung, bei der das Alte beseitigt und Platz für Neues geschaffen wird.

Längeres Fasten hilft, den Spiegel des Enzyms PKA (Proteinkinase A) zu senken. Dieses Enzym verlangsamt die Regeneration. PKA ist das Schlüsselgen, das ausgeschaltet werden muss, damit die Stammzellen in den Regenerationsmodus schalten.

Fasten erhöht die Vermehrung der Stammzellen und Unterstützt den Aufbau und Regenation des gesamten Körpersystems. Es gibt dem Körper die Möglichkeit, alte Immun- und Körperzellen zu "recyceln" und stimuliert die Bildung neuer Immun- und Körperzellen.

# 8 INTERVALLFASTEN UND HORMONE

Die meisten Veränderungen, die durch Fasten entstehen, werden durch hormonelle Veränderungen ausgelöst.

Hormone arbeiten in unserem Körper als wichtige Botenstoffe. Sie beeinflussen und steuern viele verschiedene Prozesse und werden von Drüsen und Organen abgesondert.

Wenn die hormonellen Prozesse im Körper im Gleichgewicht sind, geht es uns gut.

Ein unausgeglichener Hormonhaushalt zeigt sich wiederum oft in Symptomen wie Angst, Reizbarkeit, Stimmungsschwankungen, Schlaflosigkeit, Haarausfall, Migräne, Akne, Heißhungerattacken, geringer Sexualtrieb, Müdigkeit, Gewichtsprobleme, langsame Fettverbrennung, Antriebslosigkeit, fettige oder trockene Haut und Unfruchtbarkeit.

Fasten beeinflusst unsere Hormone. Es hilft, den Hormonhaushalt in ein Gleichgewicht zu bringen und hormonelle Prozesse besser zu steuern.

## Ghrelin sinkt

Ghrelin ist das Hormon, welches uns hungrig macht. Es steigt und fällt in einem natürlichen Rhythmus. Dieser Rhythmus ist an den circadianen Rhythmus (innere Uhr) gebunden und wird durch unsere Essenszeiten beeinflusst.

Das heißt, dass wir uns zu den Zeiten hungrig fühlen, in denen wir es gewohnt sind zu essen. Das Hungergefühl kommt also nicht zwangsweise, weil wir hungrig sind, sondern weil wir es gewohnt sind, zu dieser Zeit zu essen..

Am Anfang der Fastenphase, steigt unser Hunger zunächst kurz an. Für unsere Vorfahren war dies wichtig, um aufzustehen und nach Nahrung zu suchen. Es war fürs Überleben absolut notwendig. Heutzutage stehen die Lebensmittel, den meisten von uns leicht zur Verfügung. Ein einfacher Handgriff zur Schublade reicht häufig schon aus.

Sobald sich unser Körper an die Fasten- und Essensphasen gewöhnt hat, wird der Ghrelinspiegel optimiert und an unseren Essrhythmus angepasst.

Fasten trainiert den Körper geeignete und optimale Mengen an Ghrelin freizusetzen, welche die Gesundheit und Langlebigkeit unterstützen. Es reduziert den Drang, nur aus Gewohnheit zu essen.

## Leptin normalisiert sich

Leptin ist ein Hormon, welches in den Fettzellen des Körpers hergestellt wird. Je mehr Fettzellen vorhanden sind, desto mehr Leptin kann freigesetzt werden. Leptin reguliert den Stoffwechsel, den Appetit und spielt während der Energieproduktion eine wichtige Rolle. Ein geregelter Leptinspiegel sorgt für ein besseres Gedächtnis und verbessert die Stimmung.

Wenn der Leptinspiegel steigt, werden Signale vom Gehirn ausgesendet. Diese Signale sorgen für ein Sättigungsgefühl und erhöhen den Stoffwechsel.

Wenn der Leptinspiegel sinkt, nimmt das Gehirn an, dass nicht mehr ausreichend Brennstoff zur Verfügung steht, wodurch ein Hungergefühl entsteht.

Leptin kann jedoch auch genau das Gegenteil bewirken. Wird ständig übermäßig viel gegessen und sammeln sich immer mehr Fettpolster an, kann der Körper eine Leptinresistenz entwickeln.

Dabei werden die Leptinrezeptoren desensibilisiert. Eine hohe Konzentration des Hormons wirkt dann nicht mehr appetithemmend.

Ein niedriger Leptinspiegel und eine Leptinresistenz verursachen oft intensive Gelüste, Hunger und verlangsamen die Fettverbrennung.

Während der Fastenphase wird der Leptinspiegel zunächst verringert. Mit der Essensphase wird die Leptinproduktion dann wieder angeregt und normalisiert.

Im Vergleich zu herkömmlichen Mahlzeiten induziert Fasten einen stärkeren Leptinanstieg und eine -senkung, was die normale Leptinausschüttung fördert.

Fasten hilft, den Leptinspiegel zu normalisieren. Es hilft dem Körper, wieder angemessen auf Leptin zu reagieren und dessen Wirkung zu nutzen.

## Insulin sinkt

Alle Lebensmittel erhöhen den Insulinspiegel zu einem gewissen Grad. Raffinierte Kohlenhydrate tun dies am stärksten und fetthaltige Lebensmittel am wenigsten. Der Insulinspiegel steigt jedoch in beiden Fällen an.

Insulin ist für unseren Körper lebensnotwendig und übernimmt viele wichtige Aufgabe. Ein ständig erhöhter Insulinspiegel senkt jedoch die Empfindlichkeit der Zellen auf Insulin. Dadurch kann der Körper die Funktion von Insulin nicht mehr optimal nutzen.

Reagieren die Zellen des Körpers nicht mehr ausreichend auf Insulin im Blut, wird der Blutzuckerspiegel langsamer gesenkt, die Muskelzellen schlechter mit Nährstoffen versorgt, Fette in Körperfett und Blutgefäße abgelegt und die Sättigungssignale reduziert.

Um den Insulinspiegel zu verringern und zu normalisieren, ist die effektivste Methode alle Lebensmittel für einen bestimmten Zeitraum zu meiden.
Während der Anfangsphasen des Fastens sinken die Insulin- und Blutzuckerwerte, bleiben durch den Abbau von Glykogen und der Gluconeogenese jedoch im normalen Bereich.

Nachdem Glykogen aufgebraucht ist, beginnt unser Körper Fetteinlagerungen als Energiequelle zu nutzen. Längeres Fasten reduziert den Insulinspiegel sehr stark.

Eine regelmäßige Senkung des Insulinspiegels verbessert die Insulinsensitivität. Dadurch reagiert unser Körper stärker auf Insulin.

Das Gegenteil der Insulinsensitivität ist die Insulinresistenz, das Hauptproblem bei Typ-2-Diabetiker. Bei einer Insulinresistenz nimmt die Insulinempfindlichkeit der Zellen ab. Der normale Insulinspiegel ist dann nicht in der Lage, Glucose in die Zellen zu transportieren.

Die Insulinresistenz wird mit einer Reihe von Krankheiten in Verbindung gebracht. Dazu gehören Herzkrankheiten, Schlaganfälle, Alzheimer, Typ-2-Diabetes, hoher

Cholesterinspiegel, Bluthochdruck, abdominale Fettleibigkeit, Fettleber, Gicht, Arteriosklerose, Gastroösophageale Refluxkrankheit, Obstruktive Schlafapnoe und Krebs.

Die Insulinsenkung befreit den Körper auch von überschüssigem Salz und Wasser, da Insulin für die Speicherung von Wasser und Salz in den Nieren sorgt. Diese Diurese hilft, Blähungen zu reduzieren und sich leichter zu fühlen. Bei einigen kann dadurch der Blutdruck sinken.

## Adrenalin steigt

Viele erwarten während der Fastenzeit ein Gefühl der Müdigkeit und Abgeschlagenheit. Die überwiegende Mehrheit erlebt jedoch genau das Gegenteil. Die meisten fühlen sich energievoll und belebt.

Dieser Effekt entsteht, weil der Körper mit ausreichend Energie aus gespeichertem Fett versorgt ist und zusätzliches Adrenalin ausgeschüttet wird.

Das Adrenalin wird verwendet, um das gespeicherte Glykogen freizusetzen und die Fettverbrennung auch während eines erhöhten Blutzuckerspiegels zu erleichtern.

Der erhöhte Adrenalinspiegel belebt uns und stimuliert den Stoffwechsel. Anstatt den Stoffwechsel zu verlangsamen, erhöht das Intervallfasten den Stoffwechsel.

## Wachstumshormone steigen

Das humane Wachstumshormon (HGH) wird in der Hypophyse hergestellt. Wie der Name bereits sagt, spielt dieses Hormon eine wichtige Rolle beim Wachstum und der normalen Entwicklung von Kindern und Jugendlichen.

Wachstumshormone erreichen während der Pubertät ihren Höhepunkt und nehmen dann mit dem Alter nach und nach ab.

Ein zu geringes Niveau an Wachstumshormonen bei Erwachsenen führt zu mehr Körperfett, weniger Muskelmasse und verringerter Knochendichte (Osteopenie).

Wachstumshormone, zusammen mit Cortisol und Adrenalin sind gegenregulierende Hormone. Diese Hormone signalisieren dem Körper, dass die Verfügbarkeit von Glucose erhöht werden soll, und sorgen für einen erhöhten Blutzuckerspiegel - also die gegenteilige Wirkung von Insulin.

Die gegenregulierenden Hormone haben kurz vor dem Aufwachen, etwa um 4 Uhr morgens ihren Höhepunkt. Der über die Nacht sinkende Blutzuckerspiegel wird dann erhöht und der Körper auf den kommenden Tag vorbereitet, indem mehr Glucose als Energiequelle zur Verfügung steht.

Wachstumshormone bleiben nur wenige Minuten im Blutkreislauf. Sie wandern zur Leber, wo sie in eine Reihe von anderen Wachstumsfaktoren umgewandelt werden, von denen das wichtigste das Insulin-like growth factor 1 (IGF-1) ist. Da Wachstumshormone pulsatil und schwer zu messen sind, wird das IGF-1 als Ersatz gemessen.

Wachstumshormone besitzen auch die Fähigkeit, Fette aus den Fettzellen abzubauen und in Energie umzuwandeln. Das ermöglicht unserem Körper, direkt gespeichertes Körperfett zur Energiegewinnung zu nutzen und gleichzeitig den Körperfettanteil zu reduzieren. Durch die Fettverbrennung wird der Bedarf an Glucose verringert, was einen stabilen Blutzuckerspiegel fördert.

Werden künstliche Wachstumshormone älteren Menschen verabreicht, hat dies starke Anti-Aging-Vorteile. Es erhöht die reine Muskel- und Knochenmasse und verringert die Fettmasse.

Wachstumshormone, die nicht vom eigenen Körper produziert werden, bringen jedoch das Risiko von unerwünschten Nebenwirkungen mit sich. Oft steigen der Blutzuckerspiegel und der Blutdruck an, was wiederum das Risiko von Prostatakrebs und Herzprobleme erhöht. Aus diesen Gründen werden Injektionen mit künstlichen Wachstumshormonen selten verabreicht.

In einer Studie wurden gesunden Männern mit niedrigem IGF-1-Spiegel Wachstumshormone für 6 Monate verabreicht und die Auswirkungen gemessen.

Gruppe 1 bekam Wachstumshormone und Gruppe 2 erhielt keine Wachstumshormone. Während der 6 Monate gab es insgesamt keine starken Gewichtsveränderungen zwischen den beiden Gruppen.

Das, was sich veränderte, war jedoch die reine Körpermasse. Bei Gruppe 1 erhöhte sich die reine Körpermasse um 3,7 kg. Das Fett verringerte sich um 2,4 kg, was eine Abnahme von 14,2 % ist. Auch die Hautdicke wurde besser, was für den Alterungsprozess sehr vorteilhaft ist.

Während einer anderen Untersuchung wurden bei Frauen ähnliche Ergebnisse festgestellt. Die Fettmasse reduzierte sich, während die reine Körpermasse zunahm.

So gut die Vorteile auch waren, gab es gesundheitliche Nebenwirkungen. Durch die gegenregulierende Wirkung der Wachstumshormone stieg der Blutzucker an, was das Diabetes-Risiko erhöht. Es gab auch stärkere Wassereinlagerungen und einen erhöhten Blutdruck, was langfristig das Risiko für Prostatakrebs und Herzprobleme (vergrößertes Herz) erhöht.

Anders ist es beim Fasten. Fasten ist einer der besten Möglichkeiten, um die Ausschüttung von Wachstumshormonen auf natürliche Weise zu steigern.

Während eines 40-tägigen Fastens für religiöse Zwecke waren bemerkenswerte Dinge zu beobachten. Der Blutdruck ging leicht zurück, die Blutzuckerspiegel sank und der Insulinwert fiel stark ab. Die Wachstumshormone stiegen von 0,73 auf 9,86 an, was eine 1250%ige Zunahme ist. Bereits innerhalb von 13 Stunden, nachdem mit dem Fasten begonnen wird, steigt der Spiegel der Wachstumshormone an, der von der Hypophyse produziert wird.

Produziert der Körper Wachstumshormone selbstständig, kann er besser damit umgehen und die Nebenwirkungen bleiben aus.

Viele einzelne Mahlzeiten am Tag unterdrücken die Ausschüttung von Wachstumshormonen sehr stark.

Während des Fastens wird die Freisetzung der Wachstumshormone erhöht. Interessanterweise sind sehr kalorienarme Diäten nicht in der Lage, die gleiche Reaktion auf die Wachstumshormone zu provozieren.

# 9 INTERVALLFASTEN UND DER ALTERUNGSPROZESS

Wenn wir uns ein neues Auto kaufen, funktioniert alles einwandfrei. Nach einigen Jahren kommen die ersten Gebrauchsspuren zum Vorschein und unser Auto benötigt die ersten Wartungsarbeiten.

Erst müssen die Bremsbeläge ersetzt werden, dann die Batterie und dann immer mehr einzelne Autoteile. Irgendwann kommen die ersten Wartungsarbeiten, die mehrere Tausend Euro kosten.

Irgendwann stellt sich die Frage, ob sich ein neues Auto mehr lohnt, als viel Geld für Reparaturen auszugeben.

Unsere Zellen im Körper sind wie Autos. Mit dem Alter müssen subzelluläre Teile entfernt und ersetzt werden. Das geht so lange, bis eine Zelle zu alt ist, um repariert zu werden. Diese muss dann vollständig entsorgt werden, um Platz für neue gesunde Zellen zu schaffen.

## Beschädigte Zellen reparieren und erneuern

In dem Prozess der Apoptose (auch bekannt als programmierter Zelltod) werden Zellen so programmiert, dass sie ab einem bestimmten Alter Selbstmord begehen.
Auch, wenn sich dies zunächst merkwürdig anhören mag, werden durch diesen Prozess ständig Zellpopulationen erneuert. Dies ist für eine gute Gesundheit sehr wichtig.

Wenn nur zelluläre Komponenten erneuert werden müssen, tritt der Prozess der Autophagie ein. Das Wort Autophagie setzt sich aus dem Griechischen "Auto" = "Selbst" und "Phagein" = "zu essen" zusammen und bedeutet buchstäblich "sich selbst zu essen".
Die Autophagie ist eine Form der zellulären Reinigung. Es ist ein regulierter, geordneter Prozess des Zerfalls und der Wiederverwertung von zellulären Komponenten.

Sobald alle kranken und gespaltenen Zellkomponenten beseitigt sind, kann der Körper mit dem Prozess der Erneuerung beginnen. Neue Gewebe und Zellen ersetzen dann die zerstörten Zellen. Auf diese Weise regeneriert sich unser Körper.

Möglich ist dies nur, wenn alle alten Zellteile entsorgt sind. Unser Körper erneuert sich permanent. Zum Schritt der Erneuerung gehört immer die Zerstörung der alten, gespaltenen Zellkomponenten.

Die Apoptose und Autophagie sind also beide notwendig, damit unser Körper funktionieren kann und es uns gut geht. Werden diese Prozesse nicht richtig durchgeführt, entstehen Krankheiten wie Krebs.
Die Ansammlung älterer Zellbestandteile sind häufig Auswirkungen des Alterungsprozesses. Die Zellbestandteile entstehen, wenn die autophagocytischen Prozesse nicht routinemäßig aktiviert werden.

## Ständiges Essen hemmt Autophagie

Erhöhte Glucose-, Insulin- und Proteinwerte hemmen die Autophagie. Bereits 3 Gramm der Aminosäure Leucin können die Autophagie verhindern.

Wenn wir essen, wird Insulin ausgeschüttet. Unser Körper merkt, dass Nahrung zur Verfügung steht und entscheidet, dass keine Notwendigkeit besteht, die alten Zellbestandteile zu beseitigen.

Mit anderen Worten, wenn wir ständig essen und über den Tag verteilt naschen, wird die Autophagie unterdrückt.

Bei vorübergehender Abwesenheit von Nährstoffen muss unser Körper priorisieren, welche zellulären Bestandteile behalten werden. In dem Fall werden dann nur die ältesten und am stärksten abgenutzten Zellteile ersetzt.

## Mit Fasten den Körper entgiften

Fasten hilft, die Autophagie zu beschleunigen und körpereigenes altes und beschädigtes Gewebe zu ersetzen.

Ist unser Körper ständig mit der Verdauung beschäftigt, wird die Tiefenreinigung im Inneren des Körpers aufgeschoben. Fasten gibt dem Körper die Möglichkeit, sich auf die Reparatur und Erneuerung zu konzentrieren.

Damit gehört Fasten zu den stärksten Reizen der Autophagie. Eine einfache Kalorienkürzung reicht nicht aus, um die Reinigungsprozesse durchzuführen. Das ständige Essen verhindert die Aktivierung der Autophagie.

Einfach gesagt, Fasten reinigt den Körper von ungesundem und unnötigem Zellschutt. Dies ist auch der Grund, warum längeres Fasten oft als Detox, Heilkur oder Entgiftung bezeichnet wird.

Gleichzeitig stimuliert Fasten auch Wachstumshormone, welche die Produktion von neuen Zellteilen aktivieren und unserem Körper eine komplette Erneuerung ermöglichen. Fasten gehört damit zu den stärksten und effektivsten Anti-Aging-Methoden.

## Autophagie und Alzheimer

Die Autophagie spielt auch eine wichtige Rolle bei der Prävention von Alzheimer. Alzheimer wird durch die abnormale Ablagerung von Amyloid-beta-Proteinen (Aβ-Proteine) im Gehirn gekennzeichnet.

Es wird vermutet, dass diese Ablagerungen die synaptischen Verbindungen im Gedächtnis und den kognitiven Bereichen stören.

Normalerweise werden Ansammlungen von Aβ-Proteinen durch die Autophagie entfernt: Die Gehirnzellen aktivieren die Autophagosome, die internen Müllwagen der Zelle, welche die Aβ-Proteine verschlingen, entfernen und ausscheiden.

Auf diese Weise können die Proteine über das Blut entfernt und zu anderen Proteinen recycelt oder in Glucose umgewandelt werden.

Bei Alzheimer ist die Autophagie jedoch beeinträchtigt. Die Aβ-Proteine bleiben innerhalb der Gehirnzelle, wo sie letztlich zum klinischen Krankheitsbild der Alzheimer-Krankheit führen.

# 10 INTERVALLFASTEN UND ENTZÜNDUNGEN

Entzündungen sind die Antwort des Körpers auf eine Schädigung von außen. Sie sind ein wichtiger Teil des Heilungsprozesses. Der Körper versucht dabei, den auslösenden Reiz zu beseitigen und die angerichteten Schäden zu reparieren.

Bei akuten Entzündungen, wie etwa einer Bronchitis oder einer Nasennebenhöhlenentzündung, funktioniert der Anstoß zur Selbstheilung meist recht gut.

Bei chronischen Entzündungen kann sich unser Körper nicht gegen das Dauerfeuer von Entzündungsstoffen wehren. Die Folge ist, dass Entzündungsmarker im Blut dauerhaft erhöht sind und das betroffene Gewebe bleibenden Schaden erleiden.

Chronische Entzündungen können jahrelang unentdeckt bleiben und zu Krankheiten, wie Herzkrankheiten, Krebs, Diabetes, rheumatoide Arthritis, Alzheimer, Depressionen und verschiedenen Autoimmunkrankheiten führen.

## Fasten gegen Entzündungen

Fasten hilft, Entzündungen zu reduzieren. Während des Fastens produziert unser Körper einen Stoff, welcher die Aktivität von Inflammasomen dämpft. Ein Inflammasom ist ein Proteinkomplex und spielt bei chronisch entzündlichen Krankheiten eine wichtige Rolle.

Beim Fasten produziert unser Körper das sogenannte beta-Hydroxybutyrat (BHB), was direkt die Bildung eines Bausteins der Inflammasome hemmt. BHB entsteht normalerweise bei der Fettverbrennung. Beim Fasten wird es vermehrt gebildet, wenn der Körper auf seine Fettreserven als Energiequelle zurückgreifen muss.

Auch die Entzündungsstoffe Interleukin-6, C-reaktives Protein und das Homocystein werden durchs Fasten verringert und dadurch entzündliche Erkrankungen reduziert. Dazu gehören zum Beispiel Akne, Asthma, Ekzeme, Schuppenflechte, Arteriosklerose, hoher Cholesterinspiegel, Rheuma, Heuschnupfen und entzündliche Darmerkrankungen.

Viele gesundheitliche Probleme sind mit Entzündungen verbunden. Entzündungen schwächen Hormone, stehen in starker Wechselwirkung mit hohen Insulinwerten und haben Einfluss auf das Körpergewicht und den Appetit.

Um die Fettverbrennung anzuregen, seinen Appetit zu regulieren und dauerhaft gesund zu sein, ist es wichtig, Entzündungen im Körper unter Kontrolle zu haben.

# 11 INTERVALLFASTEN UND DIE GEHIRNLEISTUNG

Ein starker Kalorienentzug führt bei Säugetieren normalerweise zur Verringerung der Organgrößen. Es gibt jedoch zwei Ausnahmen: das Gehirn und die Hoden bei Männern.

Dies macht Sinn. Angenommen das Essen ist knapp und schwer zu finden. Beginnt nun auch die kognitive Funktion zu sinken, würde die geistige Verwirrtheit es schwer machen, weitere Nahrung zu finden.

Unsere Gehirnleistung ist eines unserer größten Stärken. Sie ermöglicht es uns zu bauen, Gedichte zu schreiben und uns selbst zu verstehen.

Unser Gehirn ist eine äußerst effiziente Maschine. Kompliziertes Denken und die Steuerung körpereigener Zellprozesse werden mit der gleichen Menge an Energie betrieben, wie eine 25-Watt-Glühbirne.

## Hunger vs. Satt

Bei einem Kalorienentzug bleibt die Leistung nicht nur stabil, sondern steigt sogar an. Einer der meistverkauften Romane "Unbroken" von Laura Hillenbrand beschreibt während des Zweiten Weltkrieges die Erfahrungen der amerikanischen Kriegsgefangenen in Japan.

Während ihrer extremen Hungersnot erlebten die Gefangenen eine erstaunliche geistige Klarheit, die sie selbst auf die Wirkung des Hungers zurückführten.

Ein Mann konnte in knapp einer Woche norwegisch lernen. Und ein anderer beschreibt, ganze Bücher aus dem Gedächtnis "gelesen" zu haben.

Menschen, wie alle Säugetiere haben bei Hunger eine vermehrte geistige Aktivität, die abnimmt, wenn wir satt sind.

Jeder hat wahrscheinlich schon mal ein "Essenskoma" erlebt. Wenn wir an eine Feiertagsmahlzeit mit Hauptspeise, Nachtisch und Kuchen denken. Wie haben wir uns danach gefühlt? Waren wir scharfsinnig und geistig aktiv? Oder fühlten wir uns träge, wie ein Betonblock?

Es ist nicht das Tryptophan im Essen, was die postprandiale Schläfrigkeit verursacht. Es ist die große Menge an Essen, die uns müde und träge macht.
Nach großen Mahlzeiten wandert das Blut ins Verdauungssystem, um das eingetroffene Essen zu verarbeiten und zu verdauen.

Das Gehirn wird zwar mit ausreichend Blutvolumen versorgt, um überleben zu können, läuft jedoch im Sparmodus. Dadurch sinkt die Konzentration und steigt die Müdigkeit.

## Hunger macht wach und aktiv

Was passiert, wenn wir hungrig sind? Denken wir mal an eine Situation, in der wir wirklich, wirklich hungrig waren. Waren wir müde? Haben wir uns träge und schlapp gefühlt? Wahrscheinlich ganz im Gegenteil.

Wir waren überaktiv, wach und unsere Sinne scharf und klar. Tiere, die in Zeiten der Nahrungsknappheit scharfsinnig und körperlich agil sind, haben einen deutlichen Vorteil, wenn es ums Überleben geht.

Wenn schon das Fehlen einer einzigen Mahlzeit unsere Energie und mentale Schärfe reduzieren würde, hätten wir ein großes Problem damit Nahrung zu finden und überleben zu können.
Der Hunger würde uns leistungsschwächer machen, wodurch wir keine Nahrung finden und hungriger werden würden. Der Hunger würde zu einem Teufelskreis führen, der im Tod enden würde.

Tatsächlich wurden unsere Vorfahren wacher und aktiver, wenn sie hungrig waren. Und das Gleiche gilt für uns auch heute noch.

Wenn wir sagen, wir sind hungrig nach etwas, - hungrig nach Erfolg oder hungrig nach Aufmerksamkeit - dann sind wir wachsam und einsatzbereit. Selbst unsere Sprache spiegelt die Beziehung zwischen Hunger und psychischer Schärfe wider.

Fasten und Hunger beleben und aktivieren uns. Sie sorgen für geistige Klarheit, Aufmerksamkeit, bessere Konzentration, Fokus und Produktivität.

## Fasten verändert die Gehirnfunktion

Die neurologischen Vorteile des Fastens sind nicht nur auf Situationen beschränkt, in denen wir nichts essen. Es gibt auch dauerhafte Vorteile, die in unterschiedlichsten Stiduen betrachtet werden.

Durch Intervallfasten verbesserte sich zum Beispiel bei alternden Ratten ihre motorische Koordination, Kognition, ihr Lernen und ihr Gedächtnis deutlich. Auch die Hirnkonnektivität und neues Neuronenwachstum aus Stammzellen stiegen an.

Das Protein BDNF (Brain-derived neurotrophic factor) ist vermutlich für einige dieser positiven Effekte verantwortlich. Es unterstützt das Wachstum von Neuronen und ist für das Langzeitgedächtnis wichtig.

Bei Tieren erhöhen Fasten und Bewegung die positiven BDNF-Auswirkungen in mehreren Teilen des Gehirns. Der Mangel an BDNF spielt bei Depressionen und anderen Gehirnproblemen eine wichtige Rolle.

Der Vergleich von normalen Mäusen zu fastenden Mäusen zeigt die positiven Eigenschaften des Fastens auf Symptome der Alzheimer-Krankheit, der Parkinson-Krankheit und der Huntington-Krankheit.

Durch die natürliche Kalorienreduktion wird das Gedächtnis deutlich verbessert und die synaptische und elektrische Aktivität im Gehirn erhöht.

Die Verbindungen zwischen den Neuronen werden effizienter und schneller. Die Fastenphase hilft damit, schneller und klarer zu denken, erhöht die Gehirnkapazität und steigert die Kreativität und Produktivität.

# 12 INTERVALLFASTEN UND ABNEHMEN

Obwohl einige Personen weniger essen und sich mehr bewegen, nehmen sie nicht ab. Der Grund dafür ist häufig die falsche Vorstellung davon, wie unser Körper Kalorien nutzt.

"Weniger Essen und mehr bewegen" wird häufig als ein Box-Modell mit nur einer Box gesehen. Nach diesem Modell zersetzt unser Körper alle Lebensmittel zu einfachen Kalorien und speichert diese für die spätere Verwendung in einer großen Box.

Wenn wir dann Sport machen oder unser Körper Energie für den Basalstoffwechsel benötigt (wie Atmen, Entfernen von Giftstoffen aus dem Blutkreislauf, Verdauung von Lebensmitteln usw.), greift er auf diese Kalorien zurück.

Dieses Modell ist wie ein Waschbecken. Kalorien fließen wie Wasser hinein und wieder heraus. Auf die überschüssigen Kalorien im Waschbecken wird zugegriffen, wenn mehr Kalorien benötigt werden.

Nach dieser Logik lehrt sich das Becken, wenn wir mehr Wasser herausnehmen als hinzufügen.

Dieses Modell unterscheidet nicht die Speicherform der Kalorien. Demnach ist es egal, ob die Kalorien als Glucose, Glykogen oder Fett gespeichert sind. (Glucose für sofortige Energie, Glykogen als überbrückende Energie und Fett als langfristige Energiespeicherung). Alle Kalorien werden gleich angesehen.

Dieses einfache Box-Modell entspricht nicht der Realität. Kalorien sind in unserem Körper nicht einfach nur Kalorien.

Es gibt zwei unterschiedliche Möglichkeiten, wie unser Körper Energie speichert. Dies erfolgt in Form von Glykogen in der Leber und in Form von Körperfett. Zutreffender wäre ein Modell mit zwei unterschiedlichen Boxen.

**Glykogen=Kühlschrank und Körperfett=Gefrierschrank**

Wenn wir essen, nutzen wir Energie aus den drei Hauptquellen: Glucose (Kohlenhydrate), Proteine und Fette.

Nur Glucose und Fett werden für die spätere Verwendung zwischengespeichert. Proteine können vom Körper nur in einer bestimmten Menge aufgenommen werden. Überschüssiges Protein wird in Glucose umgewandelt.

Glucose wird in der Leber in Form von Glykogen gespeichert. Dabei ist die Speicherkapazität in der Leber begrenzt. Sobald die Glykogenspeicher voll sind, werden überschüssige Kalorien als Körperfett gelagert.

Wir können uns Glykogen als einen Kühlschrank vorstellen. Ein Kühlschrank ist für die kurzfristige Lagerung von Lebensmitteln vorgesehen. Normalerweise ist es sehr einfach, Lebensmittel aus und in den Kühlschrank zu legen. Der Speicherplatz ist jedoch sehr begrenzt.

Körperfett dagegen kann mit einem Gefrierschrank im Keller verglichen werden. Er ist für die langfristige Speicherung gedacht und nicht so schnell zugänglich.

Ein Gefrierschrank hat mehr Gefrierkapazität. Bei Bedarf könnten mehrere Gefrierschränke im Keller aufgestellt werden.

Wenn wir Lebensmittel kaufen, lagern wir diese zuerst im Kühlschrank. Und wenn der Kühlschrank voll ist, legen wir die überschüssigen Lebensmittel im Gefrierschrank ab.

Nach dem gleichen Prinzip speichern wir die Nahrungsenergie zuerst als Glykogen. Erst wenn der Raum für Glykogen voll ist, wird Körperfett angelegt.

Sowohl Körperfett als auch Glykogen werden als Energiequelle genutzt, wenn keine Nahrung vorhanden ist. Beide werden jedoch nicht gleichermaßen oder zugleich verwendet.

Unser Körper bevorzugt es, Glykogen statt Körperfett als Energiequelle zu nutzen, weil es wie der Kühlschrank leichter zugänglich ist.

Wenn wir 200 Kalorien Energie für einen Spaziergang benötigen, greift unser Körper auf Energie aus Glykogen zurück. Solange ausreichend Glykogen vorhanden ist, wird er nicht so schnell auf das Körperfett zugegriffen.

Die zwei Boxen, der Kühlschrank und Gefrierschrank, werden nicht gleichzeitig, sondern nacheinander verwendet. Wir müssen den Kühlschrank zum größten Teil leeren, bevor wir das verwenden, was wir im Gefrierschrank liegen haben.

In anderen Worten müssen wir den größten Teil unseres Glykogens verbrauchen, bevor die Fettverbrennung beginnt.

## Die entscheidende Rolle von Insulin

Wie einfach wir an den Gefrierschrank gelangen können, ist sehr stark von dem Hormon Insulin abhängig.

Wenn wir nicht essen, sinkt der Insulinspiegel, was den Zugang zum Gefrierschrank erleichtert. Dadurch kann leichter auf das gespeicherte Fett zugegriffen werden.

Mit niedrigem Insulinspiegel müssen wir nicht einmal den Glykogen-Kühlschrank vollständig leeren, bevor wir den Gefrierschrank öffnen können.

Genauso kann unser Körper mit niedrigem Insulinspiegel Fett verbrennen, auch wenn noch Glykogen vorhanden ist.

Das heißt, wenn wir weniger Kalorien aufnehmen und einen niedrigen Insulinspiegel haben, ist es für unseren Körper einfach, die reduzierte Nahrungsenergie durch Fett aus dem Gefrierschrank zu kompensieren.

Und das auch, wenn der Glykogen-Kühlschrank nicht ganz leer ist. Je leerer der Glykogen-Kühlschrank ist, desto wahrscheinlicher werden wir das nutzen, was im Fett-Gefrierschrank ist.

Und je zugänglicher der Gefrierschrank ist, desto wahrscheinlicher ist es, dass der Inhalt daraus verwendet wird, obwohl noch etwas im Kühlschrank vorhanden ist.

## Insulin und Fettverbrennung

Ein niedriger Insulinspiegel erleichtert nicht nur den Zugang zum Fett-Gefrierschrank, sondern fördert auch die Fettverbrennung.

Ist der Insulinspiegel ständig niedrig, kann zu viel Fett verbrannt werden. Dies tritt bei Typ-1-Diabetes auf, wenn die Insulin produzierenden Zellen in der Bauchspeicheldrüse zerstört sind.

Das Insulin fällt dabei auf ein sehr geringes Niveau, wodurch alle ihre Fettspeicher aufgebraucht werden. Egal, wie viele Kalorien sie zu sich nehmen, sind sie nicht in der Lage, Gewicht zuzunehmen.

Unbehandelt ist dies eine tödliche Krankheit. Die Behandlung mit Insulininjektionen ermöglicht es, dass Fett wieder normal abgespeichert wird.

Ein hoher Insulinspiegel dagegen hindert den Körper, auf das gespeicherte Fett im Gefrierschrank zuzugreifen.

Ein erhöhter Insulinspiegel ist nach einer Mahlzeit etwas ganz Normales. Er signalisiert dem Körper, dass ein Teil der ankommenden Nahrungsenergie genutzt und ein anderer Teil für später gespeichert werden soll.

Weil die Energie aus der ankommenden Nahrung leicht zugänglich ist, hört unser Körper auf, die gespeicherte Energie aus Fett zu verwerten.

Durch das Insulin ist der Körper nicht in der Lage, Fett zu verbrennen. Für Typ-1-Diabetiker mit zu wenig Fett ist dies sehr vorteilhaft. Bei Typ-2-Diabetiker ist dies sehr nachteilig, da sie meist zu viel Fett gespeichert haben.

Typ-2-Diabetiker leiden oft an einer Insulinresistenz. Sie haben einen ungewöhnlich hohen Insulinspiegel, der die Fettverbrennung erschwert.

## Insulinresistenz

Eine der Hauptaufgaben von Insulin ist es, Glucose aus dem Blutstrom in die Zellen zu transportieren, um diese als Energie nutzen zu können.

Bei einer Insulinresistenz reagieren die Zellen weniger empfindlich auf Insulin. Normale Mengen an Insulin sind nicht mehr in der Lage, Glucose in die Zellen zu transportieren, wodurch der Glucosegehalt im Blut steigt.

Um dies zu kompensieren, produziert unser Körper zusätzliches Insulin. Dies führt zu einem konstant hohen Insulinspiegel, der die Fettverbrennung blockiert.

Aber was ist die Ursache einer Insulinresistenz? Eine Insulinresistenz entsteht durch einen konstant hohen Insulinspiegel. Dieser senkt die Empfindlichkeit der Zellen auf Insulin, wodurch immer mehr Insulin benötigt wird, damit die Zellen darauf reagieren.

Dies führt zu einem Teufelskreis: Zu viel Insulin senkt die Empfindlichkeit der Zellen. Der Körper produziert mehr Insulin. Mehr Insulin verschlechtert zunehmend die Empfindlichkeit und verstärkt die Resistenz.

Nach jedem Zyklusdurchgang verstärkt sich die Insulinresistenz. Eine Möglichkeit den Zyklus der Insulinresistenz erfolgreich zu durchbrechen, ist den Insulinspiegel vereinzelt drastisch zu senken, anstatt immer weiter zu erhöhen.

Wird der Zyklus der Insulinresistenz nicht durchbrochen, bleibt der Insulinspiegel hoch. Dies blockiert die Fähigkeit unseres Körpers Fett zu verbrennen, welches sorgfältig gespeichert wurde.

Bei der Insulinresistenz erhält der Körper ständig das Signal, Energie als Fett zu speichern. Es wird nie signalisiert, das Fett auch mal als Energiequelle zu nutzen.

## Voraussetzungen für die Fettverbrennung

Um zu verstehen, was das alles mit dem Abnehmen zu tun hat, sind das Waschbecken- und das Kühlschrank-Gefrierschrank-Modell sehr hilfreich.

Betrachten wir das Waschbecken-Modell mit dem Tipp "Weniger essen und mehr bewegen", dann sind alle Kalorien gleich und in einer einzigen Box gespeichert.

Verbrennen wir mehr Kalorien, als wir verzehren, würde in diesem Modell das Körperfett verbrannt werden.

In Wirklichkeit speichert unser Körper die Energie jedoch in Form von Glykogen und Körperfett in dem Kühlschrank-Gefrierschrank-Modell. Um Fett zu verbrennen, müssen deshalb zuerst 2 Dinge geschehen:

1. Die meisten der gespeicherten Glykogene müssen verbrannt werden.
2. Der Insulinspiegel muss niedrig genug sein, um das Körperfett freizugeben und verbrennen zu können.

Keine dieser Aufgaben ist für unseren Körper einfach. Wenn sich die gespeicherten Glykogene reduzieren, nimmt unser Körper dies wahr und reagiert mit einem Hungergefühl.

Essen wir nun, um die Glykogenspeicher wieder aufzufüllen, wird der Insulinspiegel erhöht und das Körperfett nicht zur Verbrennung freigegeben.

Wenn entweder Nahrung oder Glykogen verfügbar sind, werden diese den schwieriger zugänglichen Fetten bevorzugt. Dadurch wird sichergestellt, dass das Körperfett nur in Notzeiten verbraucht wird.

Durch den angehobenen Insulinspiegel während des Essens würde immer mehr Fett abgespeichert, dieses aber nie wirklich genutzt werden.

Mit anderen Worten, das Essen wird in den Gefrierschrank gelegt, bekommt aber nie die Möglichkeit, wieder herausgenommen zu werden. Jeder Anstieg des Insulinspiegels hindert den Körper, auf die Fettreserven zuzugreifen.

Durch eine voranschreitende Insulinresistenz erschweren die hohen Insulinwerte zunehmend den Zugang zu den Fettvorräten.

**Hoher Insulinspiegel + Kaloriensenkung = langsamer Stoffwechsel**

Die Insulinresistenz spielt auch eine wichtige Rolle bei der Fettleibigkeit: Der hohe Insulinspiegel signalisiert unserem Körper, Fett zu speichern und sorgt gleichzeitig dafür, dass der Stoffwechsel sinkt. Dadurch wird es schwierig, überschüssige Energie abzubauen.

Unser Körper versucht, ein bestimmtes Körpergewicht beizubehalten. Jede Abweichung davon, sei es mehr oder weniger, löst adaptive Mechanismen aus, um zu diesem Gewicht wieder zurückzukehren.

Das ist ein Grund, warum viele nach dem Abnehmen hungrig sind und sich ihr Stoffwechsel stark verlangsamt. Häufig müssen sie immer weniger essen, um ihr geringes Körpergewicht halten zu können.

Der Grund, für den niedrigen Stoffwechsel und zunehmenden Hunger ist der hohe Insulinspiegel. Dieser blockiert den Zugang zu den gespeicherten Fettreserven.

Das Ziel des langsamen Stoffwechsels ist es Energie zu sparen. Angenommen wir essen 2.000 Kalorien pro Tag. Unser Gewicht bleibt gleich und wir verbrennen 2.000 Kalorien pro Tag. Ein Kilo Körperfett enthält etwa 7.000 Kalorien. Tragen wir 50 Kilo Körperfett mit uns, entspricht das etwa 350.000 Kalorien an Fettreserven.

Möchten wir nun abnehmen und reduzieren die tägliche Kalorienmenge auf 1.200, sinkt zunächst das Körperfett, weil der Körper versucht, die reduzierten Kalorien zu ersetzen.

Haben wir jedoch eine Insulinresistenz, erschwert der konstant erhöhte Insulinspiegel den Zugang zu den Fettreserven. Das Insulin sorgt dafür, dass Fett gespeichert statt verbrannt wird.

Der Körper ist es gewohnt 2.000 Kalorien zu verbrennen, bekommt aber nun nur noch 1.200 Kalorien und hat keinen Zugriff auf die Reserven. Dadurch wird er gezwungen, seinen Energieverbrauch anzupassen. Die basale metabolische Rate fängt an zu sinken.

Das Problem hierbei ist nicht, dass zu wenig Kalorien zur Verfügung stehen. Schließlich befinden sich im Fett-Gefrierschrank noch 350.000 gespeicherte Kalorien.Das Problem ist, dass diese Kalorien für den Körper nicht zur Verfügung stehen.

Damit unser Körper auf die gespeicherte Energie in Form von Fett zugreifen kann, ist Insulin der entscheidende Faktor, und nicht die Anzahl der Kalorien, die wir essen.

Dies ist der Grund, warum der Ansatz "Weniger essen und mehr bewegen" nicht dauerhaft erfolgreich ist.

Als Reaktion auf die Kalorienreduktion verlangsamt sich der Stoffwechsel. Auf diese Art versucht unser Körper, Energie zu sparen. Der langsame Stoffwechsel führt zu ständigem Frieren und einem Gefühl der Trägheit und Müdigkeit.

## Fasten gegen Insulinresistenz

Wenn wir essen, steigt der Insulinspiegel und blockiert die Fettverbrennung. Unser Körper verbrennt stattdessen Glucose, die von der aufgenommenen Nahrung verfügbar ist.

Von den drei Makronährstoffen - Kohlenhydrate, Fette und Proteine - stimulieren Kohlenhydrate die Produktion von

Insulin am meisten. Vor allem raffinierte Kohlenhydrate und Zucker haben die größte Wirkung auf Insulin.

Um den Insulinresistenz-Zyklus zu durchbrechen und Gewicht abzubauen, ist deshalb eine Ernährungsweise mit wenig raffinierten Kohlenhydraten und Zucker sinnvoll.

Fasten ist eine sehr gute Möglichkeit, den Insulinspiegel kurzzeitig und auf natürliche Weise zu senken und den Hormonspiegel positiv zu beeinflussen. Anders als bei der einfachen Kalorienreduktion stabilisiert sich während des Fastens der Stoffwechsel.

Adrenalin und Wachstumshormone werden beim Fasten erhöht, um die Energie und Muskelmasse zu erhalten.

Während der Blutzucker- und Insulinspiegel sinken, wechselt der Körper von Zuckerverbrennung zur Fettverbrennung.

All diese Veränderungen haben positiven Einfluss auf die Insulinresistenz und helfen, diese zu behandeln.

Wenn wir ständig essen (auch wenn wir weniger Kalorien essen), kann unser Körper nicht von den positiven hormonellen Veränderungen des Fastens profitieren. Was viele vergessen, ist das biologische Prinzip der Homöostase. Unser Körper passt sich konstant an wechselnde Umgebungen an.

Sind wir beispielsweise in einem dunklen Raum und gehen plötzlich ins helle Sonnenlicht, werden wir vorübergehend geblendet. Nach einem kurzen Augenblick passen sich unsere Augen darauf an. Das Gleiche gilt auch beim Abnehmen. Bei einer konstanten Kalorienreduktion, passt sich unser Körper darauf an. Der Energieverbrauch sinkt auf die reduzierte Kalorienaufnahme und das Gewicht bleibt gleich.

Beim Intervallfasten ist es anders. Unser Körper passt Hormone und Prozesse an den Essrhythmus an und muss den Energieverbrauch nicht senken. Es macht einen großen Unterschied, ob wir eine bestimmte Zeit nichts essen, oder dauerhaft unsere Kalorienzahl stark reduzieren.

Das ist der Unterschied zwischen Erfolg und Misserfolg. Das ist eines der großen Vorteile des Intervallfastens.

# 13 INTERVALLFASTEN UND DIE MUSKULATUR

Die Ernährung und das Training haben starken Einfluss darauf, ob unsere Muskeln auf- oder abgebaut werden.

Muskeln können jedoch nicht einfach angegessen werden. Für einen effektiven Muskelaufbau ist die richtige Kombination aus Training und Ernährung sehr wichtig. Sobald eines dieser beiden Komponenten fehlt, wird ein Muskelaufbau sehr schwierig.

Training baut Muskeln auf. Ein Mangel an Bewegung führt zum Gewebeschwund der Muskeln. Für mehr Muskulatur müssen regelmäßiges Training und die benötigten Nährstoffe vorhanden sein, damit unser Körper neue Muskeln bilden kann. Ist während einer Fastenphase keine Energie aus der Nahrung vorhanden, wird nicht einfach Muskulatur abgebaut.

## Unser Körper verbrennt Fett statt Muskeln

Unser Körper besitzt Mechanismen, um während der Fastenphasen die Muskelmasse zu erhalten, und Fette anstelle von Muskeln als Brennstoff zu verwerten.

Er speichert Energie aus der Nahrung als Körperfett und verwendet dieses als Kraftstoff, wenn keine Nahrung vorhanden ist. Fettpolster werden angesetzt, um in Zeiten verwendet zu werden, in denen es nichts zu essen gibt. Wenn also keine Nahrung vorhanden ist (Fastenphase), beginnt der Körper sein eigenes Fett zu verbrauchen.

Unsere Muskeln bleiben hingegen so lange erhalten, bis das Körperfett so niedrig ist, dass der Körper keine andere Wahl hat, als Muskelmasse abzubauen und den Energieverbrauch zu senken.

Solange ausreichend Fett vorhanden ist, bleibt die Muskelmasse unberührt. Das eingelagerte Körperfett wird als Energiequelle genutzt.
Würde unser Körper unsere Muskeln als Energiequelle nutzen, wäre es so, als würden wir Brennholz sammeln und zwischenlagern und es nicht nutzen, sobald es benötigt wird. Wenn es kalt wird, beginnen wir ja auch nicht unsere Möbel klein zu hacken und ins Feuer zu werfen, obwohl ausreichend Kaminholz vorhanden ist.

Tatsächlich ist Fasten einer der stärksten Stimuli, um die Ausschüttung von Wachstumshormonen anzuregen. Wachstumshormone helfen, reine Muskelmasse zu erhalten und die Oxidation von Proteinen zu verringern.

Während des Fastens kommt es am Morgen zum üblichen Anstieg der Wachstumshormone und ebenso zu einer regelmäßigen Sekretion während des Tages. Innerhalb von zwei Fastentagen kann sich der Gehalt der Wachstumshormone schon 5-fach erhöhen.

Alkohol trinken und spätes Essen am Abend hemmen die Sekretion der Wachstumshormone. Der Körper neigt dadurch, Fett zu speichern, statt zu verbrennen.

Bereits nach einer Fastenphase von 13 Stunden steigt der Spiegel der Wachstumshormone an, der von der Hypophyse produziert wird.

Dieser Anstieg beschleunigt die Muskelreparatur und den Aufbau, unterstützt die Fettverbrennung, verbessert die Aktivität des Immunsystems und steigert die Stimmung sowie das Wohlbefinden. Wachstumshormone verhindern gleichzeitig den Muskelverlust, wodurch das Fasten hilft, Fett zu verbrennen, ohne dabei reine Muskelmasse zu verlieren.

Muskulatur wird nur abgebaut, wenn die Kalorienmenge dauerhaft zu gering ist und der Körper in den Energiesparmodus übergeht.

## Fasten verändert den Stoffwechsel

Wenn wir essen, erhält unser Körper die Energie aus einer Mischung von Kohlenhydraten, Fetten und Proteinen.

Durch das Fasten erhöht unser Körper die Oxidation von Kohlenhydraten. Er nutzt zuerst die Glucose aus dem Glykogen in der Leber. Erst wenn diese ausgeschöpft ist, wechselt unser Körper zur Fettverbrennung.

Die Fettoxidation nimmt zu, während die Kohlenhydratoxidation gegen Null abnimmt. Vor allem während längerer Fastenphasen werden der Körper mit gespeicherten Fettsäuren und das Gehirn mit Ketonkörper versorgt. Dadurch fällt der Glucosebedarf stark ab und der Bedarf der Gluconeogenese wird reduziert.

Gleichzeitig nimmt die Proteinoxidation ab. Das heißt, es werden weniger Proteine und Aminosäuren als Energiequelle genutzt.

## Fasten verändert Hormone

Während des Fastens kommt es zu verschiedenen hormonellen Veränderungen. Es werden vermehrt Adrenalin ausgeschüttet, um uns mit mehr Energie zu versorgen und Wachstumshormone freigesetzt, um schlanke Muskeln und Knochen aufrechtzuerhalten.

Diese hormonellen Veränderungen sind vor allem für Sportler sehr vorteilhaft. Die Wachstumshormone verbessern die Regenerationszeit während eines harten Trainings und das Adrenalin ermöglicht es, intensiver zu trainieren.

Dadurch kann intensiver trainiert und die Erholungsphase verkürzt werden. Dies ist auch der Grund, warum sich immer mehr Topathleten für das Training während der Fastenphase entscheiden.

# 14 INTERVALLFASTEN UND TRAINING

Eine häufige Frage ist, ob während des Fastens trainiert werden kann. Die einfache Antwort ist, ja.

Viele glauben, dass Essen ihnen Energie für ihren Sport gibt und deshalb das Training während der Fastenphase gemieden werden sollte.

Was passiert, wenn wir essen? Insulin steigt an und signalisiert unserem Körper, dass einiges der neuen Energie sofort genutzt werden kann.
Die überschüssige Energie wird in Form von Glykogen in der Leber gespeichert. Sobald die Glykogenspeicher voll sind, produziert die Leber Fett, was im Körper gespeichert wird.

Wenn wir fasten, läuft der Speicherprozess in umgekehrter Reihenfolge ab. Zuerst verbrennt unser Körper den gelagerten Zucker und anschließend das gelagerte Fett. Während der Fastenphase werden die gespeicherten Energiequellen genutzt.

Wenn wir während der Fastenphase trainieren, beginnt unser Körper zunächst wie gewohnt den vorhandenen Zucker zu nutzen. Glykogen ist ein Vielfachzucker, der aus einzelnen

Glucosebausteinen zusammengesetzt ist und der kurz- bis mittelfristigen Speicherung von Glucose dient. Wenn Energie benötigt wird, beginnt die Leber diese einzelnen Glucosebausteine zu lösen und diese als Energie zur Verfügung zu stellen.

### Muskeln nutzen eigene Glucose

Auch unsere Muskelzellen besitzen die Fähigkeit, Glucose in Form von Glykogen zu speichern. Sie besitzen jedoch nicht die Fähigkeit, diese gespeicherte Glucose wieder zurück in die Blutbahn zu schicken.

Mit anderen Worten, das Glykogen, was im rechten Oberschenkelmuskel gespeichert wurde, kann nur vom rechten Oberschenkelmuskel verbraucht werden. Es kann nicht an die Leber, das Gehirn oder einen anderen Körperteil gesendet werden. Dies gilt für alle Muskeln.

Während des Trainings werden die Glykogenspeicher in den Muskeln genutzt. Intensives Training, wie Krafttraining oder Sprinten verbraucht das Glykogen in den Muskeln sehr schnell. Die Glykogenspeicher können auch genutzt werden, um ein kurzes intensives Workout oder ein längeres Training mit mittelmäßiger Intensität durchzuführen.

### Glykogen und Ausdauerathleten

Glykogen ist wie ein Kühlschrank, in dem Energie zwischengelagert wird. Fett ist der Langzeitspeicher, auf den seltener zugegriffen wird. Jedes Mal wenn wir essen, füllen wir unseren Energie-Kühlschrank auf.

Während des Trainings werden zunächst die leicht zugänglichen Energiereserven im Kühlschrank genutzt. Erst wenn diese aufgebraucht sind, wird auf die langfristig gespeicherte Energie zugegriffen.

In der Regel haben wir im Kühlschrank Energie für bis zu 24 Stunden. Wir bräuchten somit wirklich lang anhaltende physische Aktivitäten, um diese Speicher aufzubrauchen.

Ausdauerathleten schaffen es gelegentlich diese Speicherreserven aufzubrauchen. Sie erreichen einen Punkt, an dem sie keine Energiereserven im Kühlschrank mehr haben und körperlich nicht mehr können, obwohl noch ausreichend Energie in Form von Fett vorhanden ist.

Dies liegt häufig daran, dass ihr Körper es nicht gewohnt ist, diese Fettreserven als Energiequelle zu nutzen. Diese ganze Energie ist für den Körper während des Trainings nicht abrufbar.

Durch eine kohlenhydratarme oder ketogene Ernährung gewöhnt sich unser Körper daran, Fett als Energiequelle zu nutzen.

Dadurch stehen während einer sehr langen Anstrengung nahezu unbegrenzte Energiequellen zur Verfügung, was einen deutlichen Unterschied ausmachen kann.

Grundsätzlich ist die Vorbereitung für Ausdauerathleten sehr wichtig. Ernährung, Regeneration und Training müssen genau aufeinander abgestimmt werden, um das maximale Potenzial während eines Wettkampfs abrufen zu können.

## Training während der Fastenphase

Das Training während einer Fastenphase kann verschiedene Vorteile haben.

Es gibt verschiedene Studien, die Muskelfasern vor und nach dem Training in den unterschiedlichsten Situationen beobachten.

Das Training während einer längeren Fastenphase führt zu niedrigem Insulin- und hohem Adrenalinspiegel. Dies stimuliert die Fettgewebslipolyse (Fettspaltung) und die periphere Fettoxidation (Fettverbrennung für Energie).

Durch das Training in einer Fastenphase wird auch das Fett in unseren Muskeln stärker abgebaut. Bereits 6 Wochen Training während der Fastenphase erhöhen die Fettsäure bindenden Proteine und das Entkopplungsprotein 3 in den Muskeln.

Durch das regelmäßige Fasten werden die gelagerten Zucker (Glykogen) abgebaut. Die Menge der Proteine, welche für die Verstoffwechslung von Fett benötigt werden, wird erhöht.

Die Effizienz in unseren Muskeln wird dadurch gesteigert und Fett anstatt Zucker als Energiequelle genutzt.

Vergleicht man die Muskelfasern vor und nach dem Training in den unterschiedlichsten Situationen, fällt auf, dass beim Fasten mehr Muskelbündel vorhanden sind und mehr Fett als Energiequelle genutzt wird.

Dies zeigt, wie beeindruckend die Anpassungsfähigkeit des Körpers funktioniert. Unser Körper passt sich an das an, was vorhanden ist.

## Gibt es prominente Beispiele?

Viele Profiathleten setzen auf eine kohlenhydratarme Ernährung in Kombination mit Intervallfasten, um in Form zu bleiben und ihre sportliche Höchstleistung abrufen zu können.

Dazu gehören beispielsweise NBA Basketball Legenden wie LeBron James, Kobe Bryant und Carmelo Anthony.

Sie würden dies nicht machen, wenn es keinen Effekt auf ihre sportliche Leistung hätte.

Ganz im Gegenteil. Hall of Fame NBA Spieler Steve Nash verzichtet vollständig auf raffinierte Kohlenhydrate.

Das Training in einer Fastenphase hat positiven Einfluss auf die Stärke und die anaerobe Kapazität sowie aerobe Ausdauer.

## Unbegrenzte Möglichkeiten

Sobald sich der Körper daran gewöhnt hat, Fettreserven als Energiequelle zu nutzen, entstehen unbegrenzte Möglichkeiten.

Es lässt sich in Form von Fett mehr Energie speichern, als es mit Zucker möglich ist. Dies ist besonders für Profiathleten und Ausdauersportler sehr wichtig.

So lassen sich auch sehr lange und anstrengende Leistungsphasen überwinden.

Die Umstellung auf ein Training während der Fastenphase braucht seine Zeit. Es kann in den ersten zwei bis drei Wochen zu einer leichten Leistungsabnahme kommen.

Die Muskeln benötigen diese Zeit, um ihre Energiequelle von Zucker auf Fett umzustellen.

Stellen wir uns vor, unser Körper ist ein Kraftstofftanker, mit dem mehrere Hundert Liter Kraftstoff transportiert werden.

Wir sind mit diesem Kraftstofftanker unterwegs und haben selbst nur eine begrenzte Menge Sprit im Tank. Nach mehreren Kilometern neigt sich die Tankanzeige dem Ende und der Tanker kommt zum Stehen.

Wie kann es dazu kommen, dass wir einen ganzen Tanker voller Kraftstoff dabei haben, am Straßenrand stehen und selbst auf Kraftstoff für unseren Tanker warten?

Das Problem ist, dass wir keinen Zugang zu dem Kraftstoff hinten im Tanker haben. Der Tanker kann den Sprit nicht als Kraftstoff in seinem eigenen Tank nutzen.

So ähnlich ist es mit unserem Körper. Wir transportieren eine riesige Menge Fett mit uns und unsere Muskeln haben keinen Zugriff auf diese gespeicherte Energie.

Je schneller sich unser Körper an die neue Energiequelle gewöhnt, desto besser können wir das Training während der Fastenphase durchführen. Unsere sportliche Leistung wird wahrscheinlich sogar ansteigen.

# 15 INTERVALLFASTEN VS. KALORIENREDUKTION

Viele Diäten basieren auf einer einfachen Kalorienreduktion und scheitern bei nachhaltigen Ergebnissen. Eine Kalorienreduktion unterscheidet sich grundlegend vom Intervallfasten. Während eine Kalorienreduktion sich auf das "Wie viel" konzentriert, geht es beim Fasten um das "Wann".

Über Jahrtausende werden verschiedene Fastenarten in nahezu jeder Kultur mit Erfolg eingesetzt. Wann wir etwas essen, hat einen großen Einfluss auf verschiedene Körperfunktionen.

Wenn konstant gegessen wird, können einige hormonelle Prozesse nicht durchgeführt werden.

Eine einfache Kalorienreduktion zielt darauf ab, jeden Tag 500 Kalorien weniger zu essen und damit pro Woche einen halben Kilogramm Körperfett abzubauen. Dieses einfache Modell ignoriert dabei die komplexe Realität unseres Körpers.

Seit über 40 Jahren wird der Aspekt des "Wie viel" sehr stark in den Vordergrund gestellt und nur selten wird das "Wann" angesprochen.

Es gibt nur sehr wenige, die mit einer einfachen Kalorienreduktion erfolgreich sind und doch gibt es viele Ernährungsansätze, die sich scheinbar vollkommen auf die Menge des Essens konzentrieren. Und wenn eine Diät dann nicht funktioniert, wird der Misserfolg auf den Patienten geschoben, schließlich hat er es mit dem Ansatz nicht geschafft.

Was passiert bei einer einfachen Kalorienreduktion? Wenn Kalorien plötzlich reduziert werden, fällt das Gewicht. Unser Körper versucht dieses reduzierte Gewicht wieder zurückzuerlangen, um sein vorheriges Gewicht wieder zu erreichen. Es wird mehr Ghrelin ausgeschüttet, wodurch der Hunger und das Verlangen zu Essen ansteigen.

Das eine einfache Kalorienreduktion bei vielen nicht funktioniert, liegt häufig nicht an einem Mangel an Willenskraft, sondern daran, dass sie durch die hormonelle Veränderung physiologisch tatsächlich um ein vielfaches hungriger werden.

Zudem beginnt der Stoffwechsel des Körpers zu sinken. Auf eine plötzliche 30-prozentige Kalorienreduktion folgt eine plötzliche 30-prozentige Energiereduktion. Wir fühlen uns kalt, müde und haben keine Kraft für unser Training.

Während die Kalorienmenge gesenkt wird, sinkt gleichzeitig der Energieverbrauch, wodurch der erhoffte Effekt einer dauerhaften Gewichtsreduktion nicht eintrifft.

Die hormonellen Veränderungen unterscheiden sich beim Intervallfasten stark von der einfachen Kalorienreduktion.

Beim Intervallfasten sinkt der Appetit und steigt der Stoffwechsel, während die Insulinresistenz zunimmt.

In einer Studie wurde die einfache Kalorienreduktion mit Intervallfasten verglichen. Dafür wurden 107 junge Frauen in zwei Gruppen aufgeteilt. Die erste Gruppe hat ihre Kalorienzahl um 25 Prozent reduziert. Die zweite Gruppe hat an 5 Tagen ganz normal gegessen und an 2 Tagen in der Woche nur 25 Prozent ihrer üblichen Menge zu sich genommen.

Wenn die übliche Kalorienmenge bei beiden Gruppen im Schnitt 2000 Kalorien pro Tag waren, so waren es bei der ersten Gruppe nur noch 1500 Kalorien pro Tag und 10.500 Kalorien pro Woche. Für die zweite Gruppe waren es pro Woche 11.000 Kalorien.

Über 6 Monate waren die Ergebnisse beim Gewichtsverlust ähnlich. Im Durchschnitt wog die die erste Gruppe 5 kg und zweite Gruppe 5,7 kg weniger. Dabei verlor die erste Gruppe 3,2 kg und die zweite Gruppe 4,5 kg Körperfett.

Der wesentliche Unterschied lag jedoch beim Insulin und der Insulinresistenz.

Die zweite Gruppe, die im Intervall fastete, hatte eine deutlich bessere Entwicklung im Hinblick der Insulinresistenz, während sich bei der ersten Gruppe die Werte nicht veränderten.

Durch die gleichbleibenden Insulinwerte versucht der Körper sein ursprüngliches Körpergewicht zu erreichen, was den langfristigen Erfolg verhindert.

Regelmäßiges Fasten beeinflusst schon seit Tausenden von Jahren das Körpergewicht von Menschen positiv. Die Theorie einfach weniger zu essen und seine Kalorien zu reduzieren gibt es erst seit ca. 50 Jahren.

# 16 INTERVALLFASTEN UND UNSER HERZKREISLAUFSYSTEM

"Etwas Hunger kann mehr bewirken als die beste Medizin."
- Mark Twain

Hohe Cholesterinwerte sind ein klassischer Risikofaktor für Herzkreislauferkrankungen, einschließlich Herzinfarkte und Schlaganfälle. Dies führt oft dazu, dass Cholesterin als etwas Negatives eingestuft wird.

Cholesterin ist für unseren Körper jedoch lebensnotwendig. Cholesterin wird verwendet, um Zellwände zu reparieren und bestimmte Hormone zu produzieren. Es ist für den Körper so wichtig, dass praktisch jede Zelle des Körpers in der Lage ist, Cholesterin eigenständig herzustellen.

Bluttests messen üblicherweise das "schlechte" LDL-Cholesterin (Low-Density-Lipoprotein-Cholesterin) und das "gute" HDL-Cholesterin (High-Density-Lipoprotein-Cholesterin).

Im Blutstrom taucht das Cholesterin gebündelt mit Proteinen auf, die auch als Lipoproteine bekannt sind. Je nachdem, welches Lipoprotein mit dem Cholesterinmolekül verbunden ist, wird es ein HDL- oder LDL-Cholesterin. Das Cholesterinmolekül ist immer das gleiche.

Mit Hilfe der Proteine wird das Cholesterinmolekül zu verschiedenen Abschnitten im Körper transportiert. Das LDL-Cholesterin verteilt das neu gebildete Cholesterin im gesamten Körper, wo es auf unterschiedliche Weise verwendet werden kann.

Das HDL-Cholesterin sammelt hingegen das gebrauchte Cholesterin wieder ein und bringt es zur Leber, wo es über die Galle ausgeschieden wird.

Häufig wird auch vom "guten" HDL-Cholesterin und "schlechten" LDL-Cholesterin gesprochen. Der Grund dafür ist, dass zu viel LDL-Cholesterin die Blutgefäße mit dem Cholesterin verengt und das HDL-Cholesterin das Cholesterin von den Blutgefäßen abtransportiert.

Das, was wir als "hohe Cholesterinwerte" kennen, bezieht sich auf das LDL-Cholesterin. Bestimmte Medikamente, wie auch Statine können die Menge des LDL-Cholesterins erheblich verringern.

## Triglyceride

Ein weiterer Risikofaktor für Herzerkrankungen sind erhöhte Triglyceride. Triglyceride sind in der Nahrung enthalten, können aber auch von der Leber hergestellt werden. Die hierfür benötigten freien Fettsäuren nimmt die Leber aus dem Blut auf oder stellt sie aus überschüssiger Glucose her.

Diese Triglyceride werden aus der Leber mit Lipoproteinen mit sehr geringer Dichte (VLDL=Very-Low-Density-Lipoprotein) exportiert. VLDL wird genutzt, um LDL zu bilden.

Hohe Triglyceridkonzentrationen im Blut werden ebenfalls mit Herzkreislauferkrankungen in Verbindung gebracht.

Eine Ernährungsumstellung hat starken Einfluss auf die Triglyceride. Eine kohlenhydratarme Ernährung ist beispielsweise sehr hilfreich, um hohe Triglyceridwerte zu senken. Dabei wird die Rate gesenkt, in der die Triglyceride in der Leber gebildet werden.

## Unsere Leber reguliert Cholesterinwerte

Unsere Leber produziert etwa 80 Prozent des Cholesterins im Blut und reguliert den Cholesterinspiegel.

Nehmen wir zu wenig Cholesterin über die Nahrung auf, wird die Cholesterinproduktion in der Leber angeregt. Essen wir genug davon, produziert die Leber weniger Cholesterin. Dies ist wichtig, um die Funktionen von Cholesterin aufrechtzuerhalten.

Häufig wird geglaubt, dass zu viel Cholesterin in der Nahrung den Cholesterinspiegel erhöht und dadurch das Risiko für Herzkreislauferkrankungen steigt.
Eine einfache Reduktion von cholesterinhaltigen Lebensmitteln, beeinflusst den erhöhten Cholesterinspiegel nur sehr gering bis gar nicht. Selbst eine sehr strenge fettarme Ernährung hat keine positiven Auswirkungen auf den Cholesterinspiegel im Blut.

## Hohe Cholesterinwerte an der Ursache behandeln

Ein hoher Cholesterinspiegel sollte direkt an der Ursache behandelt werden. Infektionen, Rauchen, Stress, Diabetes und eine schlechte Ernährung sind häufige Ursachen. Sie führen zu Entzündungen, die verschiedene Zellen schädigen und die Ansammlung von LDL-Cholesterin anregen.

In den Arterien wird Cholesterin genutzt, um Entzündungen und Verletzungen an den Innenwänden der Blutgefäße zu reparieren. Bleibt eine Entzündung länger bestehen oder wird eine Verletzung immer wieder gereizt, sammelt sich mehr LDL-Cholesterin in den Blutgefäßen an.

Das Cholesterin lagert sich an den Wänden der Arterien ab, führt mit der Zeit zu Plaquebildungen, schränkt deren Flexibilität ein und verengt diese.

Cholesterin ist also nicht der auslösende Faktor für die Verengung der Arterien und den nachfolgenden Krankheiten. Cholesterin wird benötigt, um die Arterien zu reparieren.

Es sind die Verletzungen und Entzündungen, die zu einer vermehrten Ansammlung von Cholesterin in den Arterien anregen und darin zu einer Verengung führen.

## Mit Fasten Cholesterinspiegel senken

Hohe Insulin- und Glucosespiegel sind stark mit entzündlichen Prozessen im Körper verbunden. Je höher der Glucosespiegel ist, desto mehr wird die Bauchspeicheldrüse stimuliert und Insulin produziert.

Hohe Insulinwerte stehen in starker Wechselwirkung mit erhöhten Entzündungswerten, insbesondere mit dem C-reaktiven Protein (CRP).

Wenn wir essen, steigt der Insulinspiegel an. Je häufiger wir essen, desto öfter wird der Insulinspiegel erhöht. Und je höher der Insulinspiegel, desto weniger sensibel reagieren die Zellen auf Insulin.

Normalerweise hat Insulin eine entzündungshemmende Wirkung. Reagieren die Zellen des Körpers jedoch nicht sensibel auf Insulin, kann dessen Wirkung nicht optimal genutzt werden.

Wenn wir fasten, sinkt der Insulinspiegel über einen längeren Zeitraum ab, was einer Insulinresistenz vorbeugt. Während dieser Zeit können Entzündungen geheilt, alte Zellteile entfernt und angesammeltes Cholesterin aus den Blutgefäßen zur Leber transportiert werden.

Fasten reduziert den Blutzuckerspiegel, verringert die Entzündungsstoffe Interleukin-6 und das C-reaktive Protein und verbessert die Insulinempfindlichkeit der Zellen. Ein normaler Blutzucker- und Insulinspiegel reduziert Entzündungen in den Arterien.

Fasten hilft, hohe Cholesterinwerte zu senken. Neben dem Fasten sind entzündungshemmende Lebensmittel sehr hilfreich. Dazu gehören zum Beispiel Kurkuma, Ingwer, Beeren, Knoblauch und grüner Tee.

# 17 INTERVALLFASTEN UND DIABETES

Es gibt zwei Haupttypen von Diabetes, Typ 1 und Typ 2. In vielen Aspekten sind diese beiden Typen komplett verschieden.

Typ-1-Diabetes ist eine Autoimmunerkrankung. Aus unbekannten Gründen greift das körpereigene Immunsystem die Insulin produzierenden Zellen in der Bauchspeicheldrüse an und zerstört diese. Die Folge ist ein schwerer Insulinmangel.

Typ-2-Diabetes ist eine Krankheit, die sich durch eine ungesunde Ernährungs- und Lebensweise entwickelt. Als Reaktion auf häufig hohe Blutzuckerspiegel produziert der Körper übermäßiges Insulin. Dabei nimmt die Empfindlichkeit der Zellen gegenüber Insulin immer mehr ab, was letztlich zu einer Insulinresistenz führt. Der Körper verliert dabei mit der Zeit die Fähigkeit, auf das Insulin zu reagieren.

Es gibt einen starken Zusammenhang zwischen Typ-2-Diabetes und Fettleibigkeit. Durch Gewichtsverlust verschwindet auch oft diese Art von Diabetes.

Weil Typ-1-Diabetikern Insulin fehlt, sind sie auf Insulininjektionen angewiesen. Ohne Insulin müssten sie sterben. Bei Typ-2-Diabetikern dagegen ist zusätzliches Insulin nicht besonders hilfreich. Ihr Körper hat bereits mehr als genug davon. Besonders die Umstellung von Ernährung und ungesunden Gewohnheiten sind für Typ-2-Diabetiker wichtige Erfolgsfaktoren.

## Typ-2-Diabetes und Insulin

Eine der Hauptaufgaben von Insulin ist es, Glucose aus dem Blut in die Zellen zu transportieren, um diese als Energie zu verwenden. Entwickelt sich eine Insulinresistenz, ist das normale Niveau des Insulins nicht in der Lage, Glucose in Gewebezellen zu bewegen.

Doch warum ist das so? Stellen wir uns unsere Zellen als U-Bahn vor. Glucosemoleküle sind die Passagiere, die darauf warten, in den Zug zu steigen.

Insulin gibt das Signal, die Zugtüren zu öffnen. Die Passagiere - die Glucosemoleküle - marschieren in die leere U-Bahn. Normalerweise erfordert es keine große Arbeit, um Glucose in die Zellen zu bekommen.

Was passiert, wenn der Zug voll ist? Wenn alle Plätze mit Passagieren belegt sind? Obwohl das Insulin die Türe öffnet, kommen die Passagiere auf dem Bahnsteig nicht hinein.

Eine Lösung wäre ein U-Bahn-Pusher, welcher die Passagiere in den Zug drückt. Insulin ist der U-Bahn-Pusher unseres Körpers. Ohne Rücksicht auf Verluste wird die Glucose in die Zellen geschoben.

Wenn die normale Insulinmenge zum Hineinschieben nicht ausreicht, wird Verstärkung angefordert, wodurch mehr Insulin produziert wird.

Dabei ist die Hauptursache dafür, dass Glucose nicht in die Zelle hineinkommt, der überfüllte Zug.

Weil die Zelle mit Glucose überfüllt ist, bleibt auch mehr Glucose im Blutkreislauf, was zu erhöhten Blutzuckerwerten und zur Diagnose von Typ-2-Diabetes führt. Typ-2-Diabetes ist also eine Krankheit mit übermäßiger Glucose im Blut.

Durch mehr Insulin oder spezielle Medikamente kann kurzfristig mehr Glucose in die Zellen geschoben werden. Es gibt jedoch eine natürliche Grenze, bei der auch die hohen Insulinwerte nicht mehr weiterhelfen können. An diesem Punkt wird das extra Insulin nicht mehr in der Lage sein, die Glucose in die Zellen zu bewegen.

Genau das passiert im typischen Verlauf von Typ-2-Diabetes. Anfangs kann die Krankheit mit einer kleinen Dosis eines einzigen Medikaments behandelt werden, welches die Produktion von Insulin stimuliert.

Nach ein paar Jahren ist das nicht mehr ausreichend, sodass die Dosis konstant erhöht wird und mehrere Medikamente integriert werden. Die Medikamente helfen zwar, den Blutzucker zu kontrollieren, behandeln jedoch nicht die Ursache für das Typ-2-Diabetes.

Statt mehr Insulin zu produzieren oder in den Körper zu pumpen, sollte die Glucose in der Zelle reduziert werden.

## Fasten und Typ-2-Diabetes

Es gibt nur zwei Möglichkeiten, die toxische Glucoseüberlastung aus dem Körper zu entfernen:

1. Wir müssen aufhören, Glucose in den Körper zu führen.
2. Unser Körper muss die überschüssige Glucose verbrennen.

In der Fastenphase treffen beide Punkte zu. Beim Fasten werden keine Glucose und keine anderen Lebensmittel aufgenommen. Der Körper hat dann keine andere Wahl, als auf die gespeicherte Glucose zurückgreifen und diese abzubauen.

Durch Fasten sinkt der Blutzuckerspiegel, die Insulinempfindlichkeit der Zellen nimmt zu und die Insulinwerte sinken. Der Körper kann dadurch wieder normal auf Insulin reagieren und dessen positive Wirkung nutzen.

Auch bei Nicht-Diabetikern verbessert Fasten die Insulinempfindlichkeit der Zellen. Unser Körper kann dadurch besser auf Insulin reagieren und dessen Funktion besser nutzen.

### Sorgfältige Überwachung während des Fastens

Werden zur Behandlung von Typ-2-Diabetes Medikamente eingenommen, ist es vor dem Fasten sehr wichtig, mit dem zuständigen Arzt zu sprechen. Die meisten diabetischen Medikamente sind auf die aktuelle Ernährungsweise angepasst, um die Blutzuckerwerte zu senken.

Wird die Ernährung ohne Anpassung der Medikamente verändert, könnte der Blutzuckerspiegel zu stark sinken, was für den Körper sehr gefährlich sein könnte. Zunächst kommt es zu Schweißausbrüchen, Übelkeit und Zittern. In schweren Fällen kann es zum Verlust des Bewusstseins und sogar zum Tod führen.

Alle geplanten Veränderungen an der Ernährungsweise sollten desshalb mit dem Arzt besprochen werden. Der Blutzuckerspiegel kann dadurch kontrolliert und die Medikamentendosis entsprechend reduziert werden.

Während des Fastens kann der Blutzuckerspiegel leicht fallen, bleibt jedoch im normalen Bereich. Der Blutzuckerspiegel sollte während des Fastens 2 bis 4 Mal täglich überprüft werden.

Fasten hilft, die Insulinempfindlichkeit der Zellen zu verbessern. Bei Personen mit einer Insulinresistenz ermöglicht es dem Körper, die gespeicherten Körperfettreserven als Energiequelle zu nutzen und den Insulinspiegel zu normalisieren. Dies hilft Diabetikern, beim Abnehmen und den Diabetes umzukehren.

# 18 WELCHE VERÄNDERUNGEN KANN ICH ERWARTEN?

Fasten beeinflusst unseren gesamten Körper. Die Veränderung hormoneller Prozesse, des Blutbildes und der Zellen wirkt sich auf unser Wohlbefinden, unsere Gesundheit und Fitness aus.

Es ist wichtig, seine Erwartungen zu den Veränderungen realistisch zu setzen und keine plötzlichen Wunder zu erwarten.

Neben dem Intervallfasten gibt es noch viele weitere Faktoren, die eine wichtige Rolle spielen. Was wir essen, wann wir essen, wie aktiv wir uns bewegen und wie viel wir schlafen, sind nur einige der Faktoren, die beeinflussen, wie sich unser Körper verändert.

Selbst wenn wir regelmäßig trainieren, auf unsere Ernährung achten und unsere Fastenphasen einhalten, braucht jede Veränderung seine Zeit, um sichtbare und spürbare Ergebnisse zu erzielen.

Es wird Wochen geben, in denen wir größere Fortschritte machen. Es wird Wochen geben, in denen wir kleinere Fortschritte machen. Und es wird Wochen geben, in denen wir scheinbar keine Fortschritte machen.

### Fasten und Abnehmen - Was ist zu erwarten?

Anfangs kommt es beim Fasten oft zu einem schnellen Gewichtsverlust. Auch, wenn keine Pauschalaussage möglich ist, nehmen viele bis zu 0,5 Kilo pro Woche ab.

Jeder Körper ist anders und befindet sich in einem anderen Zustand. Deshalb können die Zahlen bei jedem ganz Unterschiedlich sein.

Es passiert nicht selten, dass Personen in einem Zeitraum von 10 Wochen bis zu 5 Kilo abnehmen.

Das Wichtigste dabei ist, dass es sich um eine nachhaltige Gewichtsreduktion handelt. Intervallfasten ist keine kurzfristige Diät und führt deshalb auch nicht zu Jo-Jo-Effekten.

### Wie sich unser Aussehen verändert

Innerhalb weniger Wochen können wir damit rechnen, dass sich unser Körperfettanteil und unser Hüftumfang reduzieren werden. Veränderungen im Spiegelbild werden nach und nach zu sehen sein.

Das Hautbild verbessert sich, die Wundheilung wird unterstützt, Narben heilen schneller, Falten verringern sich und Hautunreinheiten und Akne werden reduziert.

Durch die längere Essenspause bekommt unser Körper Zeit, alte Zellen abzubauen, was eine häufige Ursache für Hautprobleme ist.

## Wie sich unser Appetit verändern wird

Fasten verändert unsere Essgewohnheiten und Vorlieben. Schon nach wenigen Wochen und Monaten wird sich unser Geschmack stückweise verändern. Wir werden feststellen, dass wir eher frische und natürliche Lebensmittel in unseren Einkaufswagen legen.

Statt Fleisch werden wir zunehmend Obst und Gemüse auf unseren Tellern wiederfinden. Indem wir auf unser Körpergefühl achten, wird diese Veränderung ganz von alleine eintreten.

Auch unser Hunger wird sich verändern. Wir werden verstehen, was Hunger ist und lernen, richtig damit umzugehen. Unsere Verdauung wird regelmäßiger und ausgeglichener. Verdauungsstörungen werden zurückgehen.

## Wie sich unsere Einstellung verändern wird

Wenn wir fasten, verändern sich nicht nur unsere Essgewohnheiten. Wenn wir dauerhaft fasten und bewusst essen, verändert sich auch unsere Einstellung zum Essen.

Es ist eine langfristige Umstellung unserer Gewohnheiten. Es ist keine kurzfristige Diät, sondern eine Einstellung zum Leben. Das Fasten hilft, bewusst, rational und verantwortungsbewusst mit Essen umzugehen.

Mit der Zeit werden wir wahrscheinlich feststellen, dass wir es mit dem Essen öfters übertrieben haben. Wir werden feststellen, dass wir dem Essen häufig einen zu hohen Stellenwert gegeben haben. Die Menge auf unseren Tellern wird sich verändern.

Fasten steigert auch unsere Energie und verbessert unser innerliches Wohlbefinden. Vielleicht ist dies das Ergebnis der

Selbstkontrolle, der kleineren Kleidergröße, der Komplimente oder des veränderten Stoffwechsels. Vielleicht ist es auch eine Kombination von mehreren Faktoren. Auf jeden Fall fühlt es sich gut an.

# 19 INTERVALLFASTEN UND ERFAHRUNGEN

Viele, die das 16-Stunden-Fasten integrieren, stellen verschiedene Veränderungen fest. Im Folgenden sind einige der Erfahrungen und Feststellungen aufgeführt.

**“Es hat meinen Lebensstil vereinfacht und hilft mir, mehr Zeit zu sparen.” - Ronny Clarks**

Intervallfasten hilft, sich gesünder zu ernähren. Es müssen weniger Mahlzeiten vorbereitet werden, was uns hilft, wertvolle Zeit zu sparen. Die Mahlzeiten, die man isst, können dadurch besser geplant und gesünder gestaltet werden.

**“Es ist leichter als eine Diät und kann mit jeder Ernährungsform kombiniert werden.” - Elvira Eicks**

Bei einer Diät geht es häufig darum, was man isst. Vielen fällt es schwer, etwas zu beginnen und dran zu bleiben. Beim Intervallfasten geht es in erster Linie um den Essrhythmus. Es gibt keine schweren Regeln und keinen erhöhten Aufwand.

Es ist mit jeder Ernährungsform kombinierbar und kann leicht in den Alltag integriert werden.

**“Es führt zu mehr Produktivität und hilft, klarer zu denken.” - Natascha Briksen**

Wenn wir weniger essen, hat unser Verdauungssystem weniger zu tun. Das Blut kann vom Gehirn besser genutzt werden. Gedanken werden klarer, die Kreativität steigt und wir fühlen uns produktiver und energievoller.

Indem wir über den Tag verteilt weniger ans Essen denken, ist es einfacher, den Fokus auf andere Dinge zu lenken und unsere Kreativität zu nutzen.

**“Fasten macht es einfach, sein Gewicht zu reduzieren und sein Wunschgewicht beizubehalten.” - Betty Howl**

Fasten bringt Hormone wieder ins Gleichgewicht, verbessert die Insulinempfindlichkeit der Zellen und hilft dem Körper dadurch, überschüssiges Gewicht loszuwerden, ohne Muskulatur abzubauen.

Durch die einfache Veränderung des Essrhythmus baut der Körper von alleine Fett ab und hilft, sein erreichtes Wunschgewicht beizubehalten.

**“Die Mahlzeiten und Nährstoffe können leicht ans Training angepasst werden.” - Alina Neer**

Je besser die Größe der Mahlzeiten an unsere körperliche Aktivität während des Tages angepasst ist, desto mehr können wir von den Vorteilen des Fastens profitieren.
Wir können mehr essen, wenn wir vorhaben körperlich aktiv zu sein und etwas weniger, wenn wir unserem Körper einen Tag zur Regeneration geben. Dies hilft, mehr Muskulatur aufzubauen und Körperfett abzubauen.

Auch die Nährstoffe können den Trainingstagen entsprechend angepasst werden. Mehr Proteine und Kohlenhydrate in den Mahlzeiten helfen, sich während des Trainings stärker zu fühlen und unterstützen den Muskelaufbau.

Jedes Lebensmittel, das gegessen wird, hat Einfluss auf den Körper und Hormonspiegel. Je besser die Lebensmittel an die Bedürfnisse des Körpers angepasst sind, desto besser fühlen wir uns.

**“Die Mahlzeiten sind jedes Mal etwas Besonderes. Die Vorfreude darauf ist größer.” - Silvia Mastro**

In der Wildnis kann ein Hirsch in aller Ruhe vor einem Rudel Löwen hergehen, welche gerade einen Fang verspeisen. Der Hirsch weiß instinktiv, dass ein Löwe nicht mehr isst, als er benötigt.

Anders ist es bei uns Menschen. Wenn ein Stück Schokolade gehen könnte, wäre es bei einem Großteil der Menschen nicht sicher, ob es vorbeikommen würde. Und das, auch wenn zuvor ein Fünf-Gänge-Menü verschlungen wurde.

Hunger ist ein Gefühl. Je besser wir dieses Gefühl kontrollieren können, desto besser haben wir uns selbst und unsere Essgewohnheiten unter Kontrolle.

Fasten hilft, den Unterschied zwischen Heißhunger und Hunger richtig zu unterscheiden. Bei echtem Hunger verlangt der Körper nach irgendeiner Art von Lebensmittel. Bei Heißhunger möchte der Körper dagegen eine spezielle Art von Lebensmittel, um den Hunger zu stillen.

Durch den echten Hunger weckt Fasten wieder die Vorfreude auf eine Mahlzeit und verändert die Einstellung zum Essen. Jede Mahlzeit wird zu etwas Besonderem und dementsprechend genossen.

**"Viel Wasser trinken hilft. Immer." - Robert Johnson**

Beim Fasten ist es wichtig, ausreichend Flüssigkeit aufzunehmen. Je nach Körpergröße und körperlicher Aktivität benötigt der Körper 2 bis 3 Liter Wasser pro Tag, um ausreichend hydriert zu bleiben.

Wir sollten auch trinken, wenn wir keinen besonderen Durst haben. Unser Körper signalisiert uns Durst, wenn wir bereits beginnen, zu dehydrieren. Diesen Zustand sollten wir meiden.

Ein positiver Nebeneffekt von Wasser ist, dass wir uns satt fühlen und der Appetit kontrolliert wird. Es unterstützt die Regeneration der Muskulatur, die Zellreparatur und regt den Stoffwechsel an.

Eine ausreichende Wasserzufuhr unterstützt auch verschiedene Zellprozesse, verbessert die Fließeigenschaft des Blutes und hilft, Giftstoffe aus dem Körper zu beseitigen.

**"Unser Verstand ist unser größtes Hindernis." - Julia Steffen**

Objektiv betrachtet ist Intervallfasten sehr einfach. Die größte Hürde ist oft unser Verstand.

Der Gedanke daran, für einen bestimmten Zeitraum nichts zu essen, macht vielen Angst. Oft wird geglaubt, dass wir ständig etwas essen müssen, um Energie zu haben.

Sobald wir mit dem 16-Stunden-Intervallfasten beginnen, werden wir feststellen, wie einfach es ist. Wir werden uns besser und energievoller fühlen.

Sobald wir es selbst durchführen, werden sich unsere Ängste und Befürchtungen als unbegründet erweisen. Der schwierigste Teil ist zu beginnen.

Einigen hilft es, langsam zu starten und die Fastenphase stückweise bis auf 16 Stunden zu erhöhen. Andere wiederum haben keine Schwierigkeiten direkt mit der 16-Stunden-Fastenphase zu beginnen.

# 20 WAS SOLLTE ICH ESSEN?

Natürlich ist das Fasten keine Lösung für alle unsere Probleme. Eine gesunde Ernährung spielt eine wesentliche Rolle.

Jedes Lebensmittel, das wir essen, hat Einfluss auf unseren Körper und Hormonspiegel. Jeder Biss sagt unseren Zellen, was sie tun sollen. Je nachdem was wir essen, wird unsere Körperform, Stimmung, Gefühle und unser Energieniveau beeinflusst.

Essen wir die falschen Lebensmittel, kommt es oft zu starken Blutzuckerspiegelschwankungen, Entzündungen und hormonellen Veränderungen. Häufig entsteht dadurch auch eine innere Unruhe, Anspannung, Müdigkeit und Aggressivität.

Es gibt verschiedene Lebensmittel, die wir vermeiden können, um Stimmungsschwankungen vorzubeugen, gesünder zu sein und uns besser zu fühlen.

Mit speziellen Lebensmitteln können wir auch Zellfunktionen positiv beeinflussen und genau das essen, was unser Körper gerade am meisten benötigt.

## Was "gesunde Ernährung" nicht bedeutet

Viele Ernährungsstile und Empfehlungen betrachten nur die Kombination der Makronährstoffe: Kohlenhydrate, Proteine und Fette.

Je nach Trainingsziel oder Ernährungsplan wird eine prozentuale Empfehlung für diese drei Makronährstoffe vorgegeben.

Bei dieser Herangehensweise wird angenommen, dass alle Fette gleich sind, alle Kohlenhydrate gleich sind und alle Proteine gleich sind. Dies ist zu stark vereinfacht und trifft in der realen Welt nicht zu.

Auch wenn beides reine Fette sind, ist extra vergines Olivenöl nicht das Gleiche, wie Transfettsäuren beladene Margarine. Unser Körper reagiert auf beide Fette völlig unterschiedlich.

Das Protein aus Nüssen ist nicht gleich dem Protein in vielen Getreidesorten, was auch als Gluten bekannt ist. Die Kohlenhydrate aus Zucker sind nicht die Gleichen, wie die Kohlenhydrate aus Brokkoli oder Grünkohl.

Weißes Brot ist nicht das Gleiche, wie weiße Bohnen. Sie unterscheiden sich in der Art und Weise, wie unser Körper sie verstoffwechselt.

Das Gleiche gilt für Kalorien. Diäten, in denen eine bestimmte Kaloriengrenze vorgegeben ist, nehmen an, dass alle Kalorien gleich sind. Die Kalorien eines natürlichen grünen Salates haben jedoch nicht die gleiche Wirkung, wie die Kalorien eines Schokocookies.

Die falsche Wahl der Lebensmittel kann unseren Blutzucker- und Insulinspiegel stark beeinflussen. Ein konstant hoher Insulinspiegel ist die Ursache vieler metabolischer

Krankheiten, wie Fettleibigkeit, Typ-2-Diabetes, Bluthochdruck, Fettleber oder ein hoher Blutcholesterinspiegel.

Besonders für diejenigen, die bereits unter einem metabolischen Syndrom leiden, ist es wichtig zu berücksichtigen, welche Nahrungsmittel die Freisetzung von Insulin stimulieren.

Es gibt einige einfache Regeln, die einen niedrigen Insulinspiegel fördern:

## Iss natürliche Lebensmittel

Wir sind in der Lage, eine breite Palette von Lebensmitteln zu uns zu nehmen, ohne gesundheitliche Folgen befürchten zu müssen.

Die Bevölkerung der Inuit isst traditionell sehr viele tierische Produkte, die sehr protein- und fettreich sind. Andere, wie die Menschen auf Okinawa folgen traditionell einer Ernährungsweise, die auf Wurzelgemüse basiert, was an sich sehr kohlenhydratreich ist.

Beide Populationen haben in der Regel keine metabolischen Erkrankungen. Diese Erkrankungen treten zunehmend bei einer modernen Ernährungsweise auf, welche durch industriell verarbeitete Lebensmittel geprägt ist.

Während der industriellen Verarbeitung wird das natürliche Gleichgewicht von Makronährstoffen, Ballaststoffen und Spurenelementen vollständig unterbrochen.

Ein Beispiel dafür ist Weizenmehl. Nachdem alle Proteine und Fette entfernt werden, bleibt das weiße Mehl zurück, welches aus fast reinen Kohlenhydraten besteht.

Weizenkörner sind natürlich. Weißes Mehl ist es es nicht mehr. Es wird zu einer extrem feinen Konsistenz gemahlen, was die Aufnahme in den Blutkreislauf zusätzlich beschleunigt. Unser Körper kann mit natürlichen Lebensmitteln umgehen. Unnatürliche Lebensmittel führen zu Krankheiten.

Stellen wir uns einen wunderschönen roten Sportwagen vor, der in unserer Einfahrt steht. Nun stellen wir uns vor, wie wir ihn umbauen. Wir entfernen seine Türen und Räder und montieren stattdessen Fahrradreifen und rostige blaue Türen von einem Lastwagen dran. Ist es anschließend noch dasselbe Auto?

Es gibt nichts Ungesundes an kohlenhydrathaltigen Lebensmitteln. Das Problem entsteht erst, wenn wir beginnen sie zu verändern. Wenn wir sie aus ihrem natürlichen Zustand bringen und sie in großen Mengen konsumieren.

Das Gleiche gilt auch für verarbeitete Fette. Die Verarbeitung verwandelt natürliche pflanzliche Öle in Fette, die Transfette und gehärtete Fette enthalten. Dies sind Toxine, deren Gefahren für den menschlichen Körper mittlerweile gut erforscht sind.

Lebensmittel sollten in ihrem natürlichen Zustand erkennbar sein. Salzstangen wachsen nicht im Boden oder an Bäumen. Das Geheimnis für eine gesunde Ernährung ist, natürliche und unverarbeitete Lebensmittel zu sich zu nehmen.

### Reduziere Zucker und Raffiniertes

Im Idealfall werden alle verarbeiteten Lebensmittel gemieden.

Vor allem Zucker und raffinierte Körner, wie Mehl und Maisprodukte sollten nicht konsumiert werden. Diese sind schädlicher als andere Lebensmittel, auch wenn sie die gleiche Anzahl an Kalorien enthalten.

Das ist auch der Grund, warum Low-Carb-Diäten bei metabolischen Krankheiten oft erfolgreich sind.

## Integriere mehr natürliche Fette

Über viele Jahrzehnte wurden Fette verpönt. In den letzten Jahren ist immer mehr aufgefallen, dass diese zu Unrecht beschuldigt wurden.

Natürliche Fette sind für unseren Körper sehr wichtig. Vor allem essenzielle Fettsäuren sind notwendig. Der Körper kann sie nicht selbst herstellen, sondern muss sie über die Nahrung aufnehmen. Dazu gehören die Linolsäure (eine Omega-6-Fettsäure) und die Alpha-Linolensäure (eine Omega-3-Fettsäure).

Fette sind ein wichtiger Bestandteil jeder einzelnen Zelle, liefern viel Energie und helfen uns, verschiedene Nährstoffe aufzunehmen. Für optimale Zellfunktionen benötigt unser Körper gesättigte Fettsäuren und ungesättigte Fettsäuren.

Lebensmittel mit einem hohen Anteil an einfach ungesättigten Fetten sind zum Beispiel Olivenöl, Wildlachs, Walnüsse, Leinsamen, Chia Samen und Avocados. Sie wirken entzündungshemmend, unterstützen die Funktion des Nervensystems und haben eine positive Auswirkung auf Herzkreislauferkrankungen.

Kokosöl liefert eine Menge natürlicher gesättigter Fettsäuren. Diese wirken antiviral, antibakteriell, helfen Zellfunktionen aufrechtzuerhalten und dienen dem Körper als schnelle Energiequelle.

## Iss weniger künstliche Fette

Es gibt auch ungesunde Fette. Teilweise hydrierte pflanzliche Öle sind in frittierten Lebensmitteln, Margarine und Backwaren, wie Kuchen und Kekse enthalten.

Diese Fette sind nicht gut für unseren Körper. Sie führen zu Entzündungen und Verletzungen der Gefäßwände, wodurch sich das (“schlechte”) LDL-Cholesterin erhöht.

Man könnte Maisöl schnell für ein natürliches Produkt halten. Doch ist Mais in seinem natürlichen Zustand nicht ölig. Um eine Flasche mit Maisöl zu füllen, müssen Tonnen von Mais verarbeitet werden.

Diese Öle sind reich an entzündlichen Omega-6-Fettsäuren. Auch, wenn wir einige Omega-6-Fettsäuren benötigen, nehmen viele heutzutage wahrscheinlich das zehn- bis zwanzigfache dieser Öle zu sich. Ein übermäßiger Konsum dieser Fette kann zu Problemen führen.

Wenn die Menge der Omega-6-Fettsäuren im Körper deutlich höher ist, als die Menge der Omega-3-Fettsäuren kommt es zu Entzündungen im Körper. Diese erhöhen das Risiko für Herzerkrankungen, Typ-2-Diabetes, entzündliche Darmerkrankungen und andere chronische Krankheiten.

Für eine gute Gesundheit ist es deshalb wichtig, mehr gesunde Fette zu integrieren und künstliche Fette zu vermeiden.

# 21 INTERVALLFASTEN UND HUNGER?

Hunger beginnt in unserem Kopf. Oft wird geglaubt, dass Hunger die natürliche physiologische Reaktion darauf ist, dass wir nichts gegessen haben.

Viele beschreiben satt sein mit "wenn der Magen voll ist" und Hunger mit "wenn der Magen leer ist und eine bestimmte Schwelle unterschritten hat".

Das trifft so jedoch nicht zu. Denken wir nur einmal daran, wie wir uns morgens nach dem Aufstehen fühlen. Häufig ist der Appetit nach dem Aufstehen sehr niedrig, obwohl wir 10 oder 12 Stunden nichts gegessen haben. Umgekehrt ist der Hunger am Abend oft am höchsten, obwohl wir bereits einige Mahlzeiten zu uns genommen haben.

Hunger ist offensichtlich nicht nur ein Spiegelbild von der Nahrungsmenge in unserem Magen. Hunger ist ein erlerntes Phänomen. Selbst wenn wir nicht hungrig sind und das Brutzeln eines Steaks hören und den Geruch wahrnehmen, steigt der Appetit an.

Diese Reaktion ist angeboren. Unser Körper reagiert auf die äußeren Reize reaktiv. Reaktionen solcher Art können auch in Situationen ausgelöst werden, die scheinbar nichts mit Essen zu tun haben. So kann zum Beispiel der Klang einer Pausenklingel ein Hungergefühl bzw. Appetit erzeugen.

## Hunger und Assoziation

In den 1890er Jahren hat der Wissenschaftler Iwan Pawlow den Speichelfluss bei Hunden studiert und gezeigt, wie stark diese Reize sind.

Den Hunden floss der Speichel, wenn sie Essen sahen und damit gerechnet haben, etwas zu essen zu bekommen.

Diese Reaktion erfolgte unbewusst und ohne speziellem Training. In seinen Experimenten versorgten Laborhelfer mit weißen Kitteln die Hunde mit Essen. Die Hunde begannen bald, die Laborkittel mit Essen zu assoziieren.

Es gibt nichts Appetitliches an einem weißen Laborkittel. Doch, weil die Hunde immer wieder die Laborkittel im Zusammenhang mit Nahrung wahrgenommen haben, entstand eine starke Assoziation.

Schon bald begann den Hunden nur beim Anblick der Laborkittel, der Speichel zu fließen. Auch, wenn keine Nahrung in der Nähe war.

Es gibt offensichtlich viele Gründe, die uns hungrig machen. Einige natürliche Reize, wie der Geruch eines Steaks sind offensichtlich. Andere Reize müssen über einen längeren Zeitraum mit Essen in Verbindung gebracht werden, um in uns ein Hungergefühl zu erzeugen.

Diese antrainierten Reaktionen können sehr mächtig sein. Es gibt einige Prozesse im Körper, die bereits durch den bloßen Gedanken an Essen ausgelöst werden. Dazu gehören der Speichelfluss, die Sekretion von Pankreassaft und die Insulinproduktion.

Das hübsch angerichtete Essen in Restaurants macht uns hungriger, als dasselbe Essen, das wahllos auf dem Teller verteilt wird.

Es gibt unendlich viele Auslöser und Assoziationen mit Lebensmitteln, die uns hungrig machen und unseren Appetit erhöhen.

Wenn wir jeden Morgen um 7 Uhr essen, entwickeln wir eine natürliche Verbindung mit dieser Uhrzeit und Essen. Auch, wenn wir mal ausnahmsweise am Abend davor eine größere Mahlzeit zu uns genommen haben, wird der Hunger um 7 Uhr wie gewohnt aufkommen.

Das Gleiche gilt fürs Mittag- und Abendessen. Wir werden zu einer bestimmten Zeit hungrig, weil wir es gewohnt sind, zu dieser Uhrzeit zu essen.

Ähnlich ist es auch mit der Kombination: Film und leckeres Popcorn. Der bloße Gedanke an einen Film kann uns hungrig machen.

Lebensmittelkonzerne investieren Milliarden, um bestimmte Assoziation zu erschaffen. Essen beim Fußball, Essen im Kino, Essen während einer Vorlesung oder Essen während eines Konzertes. Die Möglichkeiten sind grenzenlos.

Hunger entsteht in unserem Kopf. Es gibt Cafés und Fast-Food-Restaurants an jeder Ecke. Es gibt Automaten in unzähligen Gassen und Gebäuden. Und wenn wir alle 4 Stunden Appetit bekommen, weil wir es gewohnt sind, zu dieser Zeit zu essen, wird es schwer, diesem zu widerstehen.

## Alte Muster durchbrechen

Der einfachste Weg, um die Verbindung zwischen Essen und einer Assoziation zu durchbrechen, sind einfache Regeln: Esse nur am Esstisch. Kein Essen am Computer. Kein Essen beim Fernsehen. Kein Essen auf der Couch. Kein Essen im Bett. Kein Essen im Hörsaal.

Neue Regeln helfen auch, den Hunger besser zu steuern. Wenn wir bestimmte Essenszeiten festlegen und uns daran halten, passt sich das Hungergefühl an.

Das bedeutet nicht, dass wir nie hungrig werden. Es ist viel wahrscheinlicher, dass wir Hunger bekommen, weil wir tatsächlich hungrig sind. Statt alle vier Stunden aus Gewohnheit ein Hungergefühl zu spüren, erleben wir echten Hunger.

Dies hilft, jede Mahlzeit bewusst wahrzunehmen. Auf diese Art schaffen wir neue Assoziationen und das Essen wird nur mit geregelten Uhrzeiten, der Küche und dem Esstisch in Verbindung gebracht.

Eine Gewohnheit zu durchbrechen braucht Zeit. Wir machen es uns einfacher, wenn wir eine Gewohnheit durch eine andere und bessere Gewohnheit ersetzen.

Hören wir heute plötzlich damit auf, etwas beim Fernsehen zu naschen, wird es sich anfühlen, als ob uns etwas fehlt. Statt etwas zu essen, können wir beginnen, einen grünen Tee zu integrieren. Dadurch wird es sich weniger danach anfühlen, als ob uns etwas fehlt.

Sind wir es gewohnt, um 7 Uhr zu essen, können wir stattdessen einen Spaziergang machen. Dies macht es leichter die Zeit zu überbrücken und einen neuen Essrhythmus anzutrainieren.

Eine Gewohnheit mit einer anderen Gewohnheit zu ersetzen, ist ein eleganter und nachhaltiger Weg. Dies hilft uns, neue Gewohnheiten aufzubauen und zu festigen.

## Hunger besser kontrollieren

Das größte Hindernis mit dem Fasten zu beginnen, ist meistens eher psychologisch als physiologisch. Viele sind es gewohnt, ständig und überall zu essen. Sie essen, wenn sie sich glücklich, traurig, gelangweilt, aufgeregt, gestresst oder einsam fühlen.

Fasten ist ein leistungsfähiges Werkzeug, um unsere Essgewohnheiten und Wahrnehmung des Hungergefühls neu auszurichten. Es hilft uns, zu essen, wenn wir wirklich hungrig sind und Heißhunger und Gelüste zu kontrollieren.

Bei echtem Hunger verlangt unser Körper nach irgendeiner Art von Lebensmittel. Bei Heißhunger möchte unser Körper dagegen eine spezielle Art von Lebensmittel, um den Hunger zu stillen. Warum?

Bei echtem Hunger benötigt der Körper Lebensmittel, um den Hunger zu stillen. Es ist ein natürlicher Hilfeschrei und jede Art von Lebensmittel würde die physiologische Anforderung erfüllen. Wenn das Bedürfnis des Körpers gestillt ist, ist das Ziel erreicht und es wird nicht weiter gegessen.

Anders ist es bei Heißhunger und übermäßigem Essen. Beide sind nicht instinktiv. Unser Körper benötigt nicht bestimmte Lebensmittel, um satt zu werden. Heißhunger und übermäßiges Essen sind Verhaltensweisen, die im Laufe der Zeit erlernt und durch komplizierte Mechanismen der Gewohnheitsbildung geprägt wurden.

Da unser Körper so programmiert ist, dass wir eigene Signale ignorieren können, kann der Unterschied zwischen Heißhunger und Hunger mit der Zeit oft nicht mehr richtig unterschieden werden.

Es gibt einige einfache Tipps, um Essen neu zu erlernen und ungewollten Heißhunger abzutrainieren.

- **Trinke etwas:** Im Gehirn werden die Signale für Hunger und Durst vom gleichen Bereich gesteuert. Dadurch kann es schnell zu einer Verwechslung zwischen eigentlichem Durst und Hunger kommen. Beim nächsten Hungergefühl einfach 1-2 Gläser Wasser trinken.

- **Nährstoffreiche Mahlzeiten essen:** Lebensmittel mit einem hohen glykämischen Index, wie Weißbrot, Pommes, Cornflakes, weißer Reis und Gebäckteilchen sorgen zwar für einen kurzen Moment für ein gesättigtes Gefühl. Kurze Zeit später kommt es jedoch wegen der enthaltenen einfachen Kohlenhydrate zu einem Abfall des Blutzuckerspiegels und starkem Heißhunger.

  Lebensmittel mit einem niedrigen glykämischen Index, vielen Ballaststoffen und Nährstoffen sorgen bereits beim Essen für ein schnelleres Sättigungsgefühl und helfen, dieses über eine lange Zeit beizubehalten. Um Heißhungerattacken zu reduzieren, sollte die Mahlzeit mehr Lebensmittel mit niedrigem glykämischen Index enthalten. Dazu gehören zum Beispiel Gemüse, Hülsenfrüchte, Haferflocken und einige Obstsorten.

- **Überlegt einkaufen:** Das, was sich im Küchenschrank befindet, hat einen großen Einfluss auf das eigene Verhalten. Kaufen wir solche Lebensmittel ein, auf die wir eigentlich verzichten wollen, machen wir es uns selbst schwer, davon loszukommen. Je weniger Verführungen sich in den Küchenschränken befinden, desto einfacher fällt es uns, zu widerstehen und sich Naschereien abzugewöhnen.

# 22 WAS KANN ICH WÄHREND DER FASTENPHASE ZU MIR NEHMEN?

Grundsätzlich sollte während der Fastenphase nichts gegessen werden. Eine Tasse Tee mit Honig könnte zum Beispiel die Fastenphase unterbrechen.

Was problemlos zu sich genommen werden kann, ist Wasser. Wir sollten mindestens 2 Liter Wasser pro Tag trinken. Wasser versorgt unseren Körper mit viel Feuchtigkeit und steigert das Sättigungsgefühl. Eine einfache Möglichkeit ist bereits am Morgen einen halben Liter Wasser zu trinken. Dies macht wach und steigert die Energie.

Neben einfachem stillen Wasser können auch schwarzer Tee, grüner Tee und Kräutertees getrunken werden. Grundsätzlich bieten sich fast alle Sorten von Tee an. Grüner Tee ist eine besonders gute Wahl. Die Catechine in grünem Tee helfen, den Appetit zu senken. Die Tees können kombiniert, abwechselnd, kalt oder warm getrunken werden.

Milch, Sahne, Zucker, Honig, Fructose, Ahornsirup und andere Süßungsmittel sollten jedoch gemieden werden. Das gilt auch für Süßstoffe wie Stevia, Aspartam und Sucralose. Alle Getränke, die den Insulinspiegel in die Höhe steigen lassen, sollten gemieden werden.

Wenn wir den Insulinspiegel während der Fastenphase gering halten, haben wir die Möglichkeit mehr vom gespeicherten Fett abzubauen. Diese Fette sind üblicherweise an Bauch, Oberschenkel, Hüften und Arme gespeichert.

Einige bevorzugen es, während der Fastenphase Kaugummi zu kauen. Dies sollte so weit wie möglich vermieden werden. Kaugummis enthalten üblicherweise Zucker und Fructose-Maissirup. Sie können den Insulinspiegel heben und Verdauungsstörungen verursachen.

Generell gilt: Je tiefer der Insulinspiegel während der Fastenphase ist, desto besser. Deshalb: Während der Fastenphase nichts essen und viel trinken.

# 23 BEREIT ZUM START?

Bevor wir mit dem Intervallfasten beginnen, können wir den Körper langsam daran gewöhnen. Es ist normal, dass man sich die ersten Tage hungriger fühlt. Deswegen ist es ratsam, langsam zu beginnen und die Fastenphase stückweise auszubauen.

Wenn wir es gewohnt sind, in einem Zeitraum von 14 Stunden ständig zu essen, könnte es unangenehm sein, plötzlich nur noch ein Zeitfenster von 8 Stunden dafür zu haben.

In der ersten Woche können wir beispielsweise das Frühstück um 2 Stunden nach hinten verschieben oder etwas früher als üblich zu Abend essen. Der dadurch ausgelöste Hunger ist oft nur sehr milde. Eine Tasse Tee oder ein großes Glas Wasser können gegen den kleinen Hunger wirken.

Wenn es um die Auswahl der Lebensmittel geht, sollten wir in den ersten Wochen bei dem bleiben, was wir auch vorher gegessen haben. Wir können dann nach und nach bestimmte Lebensmittel austauschen.

In der zweiten Woche verschieben wir das Frühstück erneut um 2 Stunden nach hinten. Wir können das Frühstück dann schon eher als Brunch statt Frühstück sehen. Wir sollten auch daran denken, ausreichend zu trinken. Um die Fastenphase schneller zu erweitern, können das Frühstück und das Abendessen gleichzeitig verschoben werden.

In der dritten Woche sollten wir schon bei einer Fastenphase von 16 Stunden pro Tag angekommen sein. Unsere erste Mahlzeit nehmen wir dann zum Beispiel um 12 Uhr zu uns und die Letzte beenden wir um 20 Uhr.

Einigen hilft es, das Intervallfasten langsam zu starten und die Fastenphase stückweise bis auf 16 Stunden zu erhöhen. Andere wiederum haben keine Schwierigkeiten direkt mit der 16-Stunden-Fastenphase zu beginnen. Wir sollten das Intervallfasten so beginnen, wie es für uns am besten passt.

## Höre auf deinen Körper

Jeder reagiert anders auf Intervallfasten. Wir können uns nicht mit anderen vergleichen, um herauszufinden, wie es auf uns wirken würde. Wir müssen selbst spüren und sehen, wie es auf unseren Körper wirkt und dann entsprechend anpassen. Im Folgenden ein paar Anregungen:

- Wie verändern sich die Trainingsergebnisse? Hat sich die Leistungsfähigkeit verändert?
- Wie verändert sich der Körperfettanteil? Wie gut baut unser Körper Fettreserven ab?
- Wie viel Kalorien nehmen wir zu uns? Nehmen wir weniger Kalorien als bisher zu uns?
- Wie fühlen wir uns? Können wir klarer denken und sind produktiver?

- Wie verändern sich die Blutwerte? Wie sind der Blutzuckerspiegel und die Cholesterinwerte?

- Wie verändert sich unsere Haut? Verschwinden Hautunreinheiten und Falten?

- Haben wir weniger Schmerzen in Gelenken und Muskeln?

Jede Veränderung braucht seine Zeit. Es ist wichtig, unserem Körper ausreichend Zeit für die Anpassung zu geben.

# 24 HÄUFIG GESTELLTE FRAGEN

Im Folgenden sind Antworten auf die häufigsten gestellten Fragen zu Intervallfasten.

**Wer sollte nicht fasten?**

Untergewichtige (BMI unter 18,5), Schwangere, stillende Mütter und Jugendliche unter 16 Jahren sollten nicht länger als 16 Stunden fasten. Sie benötigen zusätzliche Nährstoffe für das Kind und eigene Wachstum.

Personen die unter Diabetes oder Gicht leiden, verschreibungspflichtige Medikamente zu sich nehmen sollten dies unter Aufsicht ihres Arztes tun.

**Komme ich beim Fasten in einen Hungerzustand, bei dem der Körper wichtige Körperfunktionen reduziert?**

Nein, es ist genau das Gegenteil der Fall. Beim bewussten Fasten steigt die basale Stoffwechselrate sogar an.

Warum steigt mein Blutzucker während des Fastens an?
Dies liegt an hormonellen Veränderungen, die während des

Fastens auftreten. Unser Körper produziert Zucker, um Energie für unser Körpersystem zu liefern. Dies ist eine Variation des Dawn-Phänomens. Darunter versteht man einen Blutzuckeranstieg in den frühen Morgenstunde. Die Ursache dieses Anstieges ist ein relativer Insulinmangel, der durch die nächtliche Ausschüttung von Gegenspielern des Insulins entsteht.

### Wie gehe ich mit Hunger um?

Wichtig ist zu verstehen, dass der Hunger in Wellen kommt. Er steigt nicht immer weiter an, bis es nicht mehr auszuhalten ist. Sobald eine Hürde überwunden ist, flacht der Hunger ab. Wasser oder Tee kann dabei helfen, dieses Hungergefühl zu überwinden.

### Werden beim Fasten Muskeln verbrannt?

Nein. Während des Fastens zerlegt der Körper zuerst Glykogen in Glukose, was als Energie genutzt wird. Danach wird Körperfett als Energiequelle genutzt. Auch überschüssige Aminosäuren können als Energiequelle genutzt werden. Es werden jedoch keine eigenen Muskeln als Energiequelle genutzt.

### Gibt es einfache Tipps, die mir während der Fastenphase helfen?

Wasser trinken, Beschäftigt bleiben, Tee oder Kaffee, niemandem erzählen, dass man fastet und kein Überfressen nach der Fastenphase.

### Wie beende ich eine Fastenphase?

Langsam. Je länger die Fastenphase, desto langsamer sollten wir beginnen. Besonders nach langen Fastenphasen sollten zu große und schwere Mahlzeiten gemieden werden.

## Können Frauen und Männer fasten?

Auf jeden Fall. Ausnahmen sind untergewichtige Personen und schwangere oder stillende Mütter. Ansonsten wirkt die Gewichtsreduktion bei Frauen und Männern ähnlich.

Ist Fasten das gleiche wie eine èinfache Kalorienreduktion? Nein. Bewusste Fastenphasen verkürzen den Zeitraum in dem gegessen wird. Bei einer Kalorienreduktion geht es nur um die Kalorienmenge und nicht den Zeitraum. Während Fasten sich mit "wann wird gegessen" beschäftigt, geht es bei der Kalorienreduktion um das was und wieviel.

## Werde ich Gewicht abnehmen?

Ja, beim Fasten werden Fettreserven als Energiequellen genutzt. Es ist eines der einfachsten Möglichkeiten etwas gegen überschüssiges Gewicht zu tun.

## Ist Intervallfasten eine Diät, um schnell Gewicht abzubauen?

Nein ist es nicht. Auch wenn beim Intervallfasten überschüssiges Gewicht abgebaut wird, ist es keine Diät, sondern eine dauerhafte Umstellung unserer Ernährungsweise. Unser Körper wird eine Art Entgiftung erleben, weil wir ihm die Pause geben, die er benötigt.

## Darf ich während der Fastenphase trinken?

Auf jeden Fall. Wasser, Kräutertees und sogar Kaffee können während der Fastenphase zu sich genommen werden. Wichtig ist jedoch beim Tee und Kaffee, den Zucker und die Milch wegzulassen. Wasser, Tee und Kaffee können auch das Hungergefühl reduzieren.

## Wie viele Kalorien sollte ich zu mir nehmen?

Der Energiebedarf ist bei jedem je nach Grundumsatz und Aktivität unterschiedlich. Deshalb kann dies nicht pauschal beantwortet werden.

Durch das Intervallfasten nehmen wir in der Regel weniger Kalorien als sonst zu uns. Wenn wir natürliche Lebensmittel zu uns nehmen, brauchen wir uns über Kalorien keine Sorgen zu machen.

## Basiert Intervallfasten auf einer bestimmten Diät?

Nein, beim Intervallfasten geht es darum, alle Lebensmittel in einem bestimmten Zeitfenster zu essen. Der Körper bekommt dadurch eine Essenspause und kann sich auf die Regeneration und Zellreparatur konzentrieren.

## Darf ich während der Fastenphase Nahrungsergänzungsmittel zu mir nehmen?

Ja. Besser ist jedoch diese während der Essensphase zu sich zu nehmen. Je weniger der Blutzucker- und Insulinspiegel in der Fastenphase beeinflusst werden, desto besser. Der Körper bekommt dadurch auch die Möglichkeit, sich von der Verdauung zu erholen.

## Kann ich während der Fastenphase trainieren?

Ja, während der Fastenphase kann problemlos trainiert werden. Wenn keine Energie aus der Nahrung vorhanden ist, wird Körperfett als Energiequelle genutzt.

## Welches Training eignet sich zum Intervallfasten?

Besonders intensive und kurze Trainingseinheiten eignen sich sehr gut. Diese helfen, die Fettverbrennung und den

Muskelaufbau zusätzlich anzuregen und steigern die Nutzung von Glykogen.

Auch längeres Training mit mittelmäßiger Intensität kann während des Fastens durchgeführt werden.

Lange und sehr intensive Ausdauersportarten sind während der Fastenphase weniger geeignet, da bei diesen Sportarten auch während des Sports gegessen werden sollte, um die Leistung aufrechtzuerhalten.

**Reduziert Fasten meinen Stoffwechsel?**

Nein, erst langes Fasten über mehrere Tage kann sich negativ auf den Stoffwechsel auswirken.

**Ich kann nicht, ohne zu frühstücken!**

Wir müssen nicht auf unser Frühstück verzichten. Das Einzige was wir machen, ist den Zeitpunkt zu verschieben, an dem wir es zu uns nehmen. Das ist alles.

Wir können auch die erste Mahlzeit um 7 Uhr morgens essen und die Letzte um 15 Uhr beenden. Unsere 16-Stunden-Fastenphase beginnt dann um 15 Uhr und endet am nächsten Morgen um 7 Uhr. Wir können den Essrhythmus unserem Körper anpassen.

**Warum wird immer wieder gesagt, dass wir alle paar Stunden etwas essen sollten?**

Wenn wir essen, verbrennt unser Körper eine gewisse Menge an Energie. Dadurch wurde angenommen, dass wenn wir häufiger essen, wir auch häufiger mehr Energie verbrauchen.

Wie viel Energie wir verbrennen, steht im direkten Verhältnis zu dem, wie viel Nahrung in unserem Körper verarbeitet wird.

Wenn wir über den Tag verteilt 6 Mahlzeiten zu uns nehmen, die insgesamt 2.000 Kalorien enthalten, verbraucht unser Körper dieselbe Menge an Energie, wenn wir die 2.000 Kalorien in nur zwei oder drei große Mahlzeiten zu uns nehmen.

Was dabei jedoch nicht beachtet wird, ist die Auswirkung auf den Insulinspiegel. Je häufiger wir etwas essen, desto häufiger wird Insulin ausgeschüttet, was die Fettspeicherung anregt.

**Ich sterbe, wenn ich 16 Stunden nichts esse!**

Unser Verstand ist unser größtes Hindernis. Der Glaube daran, ständig etwas essen zu müssen, hält viele davon ab, mit dem Fasten zu beginnen.

Fasten ist jedoch einfacher als wir glauben.

Jeder fastet unbewusst auf eine bestimmte Art und Weise. Jeder hat eine Phase am Tag, in der er keine Nahrung zu sich nimmt. Jeder hat auch schon mal später als sonst üblich gegessen. Wie oft haben wir am Wochenende schon länger geschlafen und unser Frühstück später gegessen oder ausgelassen?

Viele fasten an einigen Tagen auch bereits 16 Stunden, merken es aber nicht. Wenn wir Freitagabend eine größere Mahlzeit essen, wird das nächste Essen am Samstag oft nicht vor 12 Uhr verzehrt. Damit wird für 16 Stunden gefastet, ohne es zu merken.

Es geht, und es ist einfacher als wir glauben.

## Kann ich in der Essensphase während der Mahlzeiten mehr als sonst essen?

Generell gilt: Wir können uns bei jeder Mahlzeit satt essen. Natürliche und nährstoffreiche Lebensmittel sorgen für ein schnelleres Sättigungsgefühl. Unser Körper kann sie besser aufnehmen und verwerten. Sie helfen uns, die Portionsgrößen besser zu kontrollieren und schwere Krankheiten vorzubeugen.

## Wie oft sollte ich pro Tag essen?

Je weniger Mahlzeiten wir essen, desto seltener wird der Insulinspiegel erhöht. Dies hilft, die Empfindlichkeit der Zellen gegenüber Insulin zu verbessern.

Während der Essensphase sind 3 Mahlzeiten sinnvoll. Einige essen auch nur 1 Mal am Tag und andere genießen 2 Mahlzeiten. Dies sollte dem eigenen Körper angepasst werden.

## Ich arbeite in Schichtarbeit, kann ich trotzdem Intervallfasten?

Grundsätzlich ja. Wenn wir unsere Fastenphase ständig verschieben, tut es uns und unserem Körper nicht gut. Es ist wichtig, möglichst jeden Tag zur gleichen Zeit zu essen.

Im Falle von Schichtarbeit kann es hilfreich sein, schon im Vorfeld Mahlzeiten vorzubereiten und sie entsprechend in der Pause zu essen.

## Was ist, wenn etwas dazwischen kommt und ich meine Essensphase nicht einhalten kann?

Es gibt Situationen, in denen es nicht möglich ist, seinen Essrhythmus einzuhalten. In so einem Fall sollten wir einfach zum nächstmöglichen Zeitpunkt etwas essen und den nächsten Tag wie gewohnt einhalten.

Ansonsten sollten wir versuchen, die Essens- und Fastenphasen so gut wie möglich einzuhalten. Wenn mal etwas dazwischen kommt, wird es die Langzeitvorteile nicht untergraben.

### Wird meine Kraft und Leistung sinken?

Nein, ganz im Gegenteil. Die meisten berichten, dass ihre Kraft und Leistung durch das Intervallfasten sogar zunimmt. Wenn wir Intervallfasten mit Krafttraining kombinieren und uns an Trainingsprinzipien halten, wird die Kraft und Leistung zunehmen.

### Ich nehme Medikamente. Muss ich für das Fasten die Medikamenteneinnahme beenden?

Wenn irgendwelche verschreibungspflichtige Medikamente eingenommen werden, sollten diese nicht ohne vorherige Rücksprache mit dem Arzt abgesetzt werden.

Es gibt einige sehr schwere Erkrankungen, die spezielle Medikamente benötigen. Jede Ernährungsumstellung sowie jede Senkung oder Erhöhung der Medikamentendosierung kann Auswirkungen auf das Blutbild haben.

### Ich fühle mich krank, was kann ich tun?

Das Fasten regt Entgiftungsprozesse im Körper an. Erkältungssymptome, wie verstopfte Nase und Kopfschmerzen sind Zeichen, dass der Körper gerade hart arbeitet.

Da während der Entgiftung jede Zelle unseres Körpers eine Menge Energie verbraucht, ist es in solch einer Situation sehr hilfreich, den Körper zu unterstützen.

Das heißt: Starke Anstrengungen vermeiden, früher ins Bett gehen und einen kleinen Spaziergang oder sanfte gymnastische Übungen durchführen.

Eine Umstellung der Ernährung kann den Körper belasten. Vor allem, wenn das Immunsystem bereits geschwächt ist.

In so einem Fall sollte die Fastenphase nur langsam verlängert werden.

**Wie lange kann ich das Intervallfasten durchführen?**

Das Intervallfasten hat keinen festgesetzten Zeitrahmen.

Es ist eine langfristige Umstellung des Essrhythmus. Einmal begonnen, kann es für immer durchgeführt werden.

Je länger wir das Intervallfasten durchführen, desto mehr können wir von den Vorteilen profitieren.

# 23 SCHLUSSFOLGERUNG

Intervallfasten in Kürze: Gib deinem Körper jeden Tag für 16 Stunden eine Essenspause. Dadurch kann er sich erholen und regenerieren. Verteile dein Essen auf die restlichen 8 Stunden und iss währenddessen am besten nur 2-3 Mahlzeiten.

Der Schlüssel vom Intervallfasten liegt darin, dem Körper mehr Zeit für Regeneration und Ruhe zu geben.

Je länger wir das Intervallfasten durchführen, desto mehr können wir von den Vorteilen profitieren. Viele Menschen konnten damit bereits ihre Gesundheit, Fitness und Wohlbefinden deutlich verbessern.

Wem die 16-Stunden-Fastenphase zu viel ist, sollte zumindest 12 oder 14 Stunden integrieren. Selbst diese Stundenzahl kann dem Körper helfen, bestimmte regenerative Körperfunktionen durchzuführen. Es ist einfacher, wenn sich unsere Fastenphase mit unserer Schlafphase überschneidet.

Wir sollten auch darauf achten, dass wir nicht zu spät am Abend essen. Am besten sollte 3 Stunden vor dem Schlafengehen nichts mehr zu sich genommen werden.

Dadurch wird die Regeneration des Körpers zusätzlich unterstützt.

Es ist wichtig, während der Essensphase ausreichend und natürliche Lebensmittel zu essen, und während der Fastenphase genügend zu trinken. Zu viel Fast Food würde die Vorteile des Intervallfastens nur schwer sichtbar machen. Egal, ob wir fasten oder nicht, die Qualität unserer Nahrung spielt immer eine Rolle.

Wenn wir bereits sehr dünn sind, und das egal ob durch eine Essstörung oder grundsätzlicher Veranlagung, sollten wir vor dem Fasten Rücksprache mit unserem Arzt halten.

Aufgrund des unterschiedlichen Lebensstils verändert sich der Körper bei jedem anders. Einige können überschüssiges Gewicht leichter abbauen, während andere Schwierigkeiten haben, mehr Muskulatur aufzubauen.

Es könnte sein, dass sich unsere erwarteten Veränderungen nicht so schnell zeigen, wie erhofft. In so einem Fall ist es besonders wichtig, dranzubleiben und sich gegenseitig zu motivieren. Aufgeben wird uns nie helfen, etwas zu verändern.

Viel Erfolg.